U0349790

巴山夜语系列教材

重订伤寒杂病论
（大字诵读版）

（汉）张仲景　著

吴雄志　撰次

辽宁科学技术出版社
·沈阳·

图书在版编目（CIP）数据

重订伤寒杂病论：大字诵读版/（汉）张仲景著；吴雄志
撰次. —沈阳：辽宁科学技术出版社，2016.8
（巴山夜语系列教材）
ISBN 978-7-5381-9882-9

Ⅰ.①重… Ⅱ.①张… ②吴… Ⅲ.①《伤寒杂病论》
Ⅳ.①R222.1

中国版本图书馆 CIP 数据核字（2016）第 164708 号

出版发行：辽宁科学技术出版社
　　　　　（地址：沈阳市和平区十一纬路 25 号　邮编：110003）
印　刷　者：鞍山市春阳美日印刷有限公司
经　销　者：各地新华书店
幅面尺寸：145mm×210mm
印　　张：8
字　　数：250 千字
出版时间：2016 年 8 月第 1 版
印刷时间：2016 年 8 月第 1 次印刷
责任编辑：寿亚荷
封面设计：王艺晓
版式设计：袁　舒
责任校对：李桂春

书　　号：ISBN 978-7-5381-9882-9
定　　价：45.00 元

联系电话：024-23284370　13904057705
邮购热线：024-23284502
邮　　箱：syh324115@126.com

前　言

余年不惑，始为太湖奔波。太湖开《伤寒学》，分《伤寒杂病论研究》《重订伤寒杂病论》与《伤寒汇通》三课。《重订伤寒杂病论》将《伤寒论》与《金匮要略》合二为一，并重新撰次，逐条作注，分《重订伤寒杂病论》（大字诵读版）与《吴述重订伤寒杂病论》（上、下）三书。

学伤寒，需将条文逐条背下，沉下去，融会贯通；用伤寒，需将条文逐条忘却，走出来，海阔天空。故学伤寒，背乃其一，忘乃其二。何故？如若不忘，限于条文，条文之外，复当如何？若忘，忘掉何物，留下何物？忘者，去六经条文，而余六经模型。何为模型？标本法、平脉法、截断法，凡此皆有模型。模型懂了，自然贯通。

学习经典之法，背诵是基础。把经典原文背下，然后用一生回味。为何初学经典，不推荐注家？因为伤寒注家八百，家家皆有特色，然人云亦云，甚至自相矛盾之处甚多。初学者容易先入为主，难以突破局限，形不成自己的学术特色。所以第一步是背。此后多年临床，当思如泉涌，自然领悟，所以第二步是悟。在此基础上通读百家，吸收各家之长而不为所动，所以第三步是参。最后融会贯通，自成一家，这就是最后一步：通。背、悟、参、通，此即余学习经典之法。

《吴述重订伤寒杂病论》将我毕生所学、所思、所得，旁参百家，融入《伤寒杂病论》，以六经统百病，进而追求内外一统、寒温一统与古今一统之境界，力求贯通。《重订伤寒杂病论》（大字诵读版）则是此书之案头手册，以求入梦。

是书受我个人学术境界之局限，瑕疵在所难免，唯此心不改，浮沉无物。

吴雄志

丙申年正月初四于云西

凡 例

1. 全书以宋本《伤寒论》与《金匮要略》为底本。

2. 《金匮要略》条文均注明（金匮……篇），凡《金匮要略》与《伤寒论》条文相同者注明（金匮……篇同）。

3. 原《伤寒论》条文的修订格式是：（重订号）+条文（宋本序号）；原《金匮要略》条文的修订格式是：（重订号）+条文（金匮……篇）；《金匮要略》与《伤寒论》相同条文的修订格式是：（重订号）+条文（宋本序号）（金匮……篇同）；原《伤寒论》条文有跨章节移动的修订格式是：（重订号）+条文（宋本篇名序号）；《金匮要略》与《伤寒论》相同的条文且伤寒篇有移动的修订格式是：（重订号）+条文（宋本篇名序号）（金匮……篇同）。

4. 各经均分概论与主证。概论主要包括脉证提纲、禁忌、死证、传经、欲解时等。主证三阳分在经在腑（少阳多经腑同病），三阴分在经在脏，在脏分寒化热化（厥阴多寒热错杂）。

5. 太阳病病机复杂，分上：太阳主证（伤寒中风，在经在腑）；中：太阳兼证（各种体质的人发生太阳病的脉证并治）；下：太阳类证（多种感染性疾病初起类似太阳病，需与太阳病相鉴别）。

6. 宋本《伤寒论》，多将类证集为一处，放于一经。虽有利于鉴别，然多致疑惑，今复将各条归于各经。

7. 宋本《伤寒论》重病位，如四逆言少阴病，然其病机实有非少阴者，如四逆散证，今复按病机归于各经。

8. 个别条文，因有特殊鉴别意义，不归其经，录于类证之后，以资鉴别。

9.《金匮要略》原书个别条文没有引用方，附于杂疗方后，以备查阅。

10.《金匮要略》原书个别条文没有引用杂病病机脉证条文，附于《辨脏腑经络先后病脉证》后，以备查阅。

11.《平脉法》《辨脉法》未逐条作注。

12.杂疗方、禽兽鱼虫禁忌并治、果实菜谷禁忌并治未注，仅录其文。

目　录

伤寒卒病论集

论曰：余每览越人入虢之诊，望齐侯之色，未尝不慨然叹其才秀也。怪当今居世之士，曾不留神医药，精究方术，上以疗君亲之疾，下以救贫贱之厄，中以保身长全，以养其生。但竞逐荣势，企踵权豪，孜孜汲汲，惟名利是务，崇饰其末，忽弃其本，华其外而悴其内，皮之不存，毛将安附焉？卒然遭邪风之气，婴非常之疾，患及祸至，而方震栗，降志屈节，钦望巫祝，告穷归天，束手受败。赍百年之寿命，持至贵之重器，委付凡医，恣其所措。咄嗟呜呼！厥身已毙，神明消灭，变为异物，幽潜重泉，徒为啼泣。痛夫！举世昏迷，莫能觉悟，不惜其命，若是轻生，彼何荣势之云哉？而进不能爱人知人，退不能爱身知己，遇灾值祸，身居厄地，蒙蒙昧昧，蠢若游魂。哀乎！趋世之士，驰竞浮华，不固根本，忘躯徇物，危若冰谷，至于是也！

余宗族素多，向余二百。建安纪年以来，犹未十稔，其死亡者，三分有二，伤寒十居其七。感往昔之沦丧，伤横夭之莫救，乃勤求古训，博采众方，撰用《素问》《九卷》《八十一难》《阴阳大论》《胎胪药录》，并平脉辨证，为《伤寒杂病论》，合十六卷。虽未能尽愈诸病，庶可以见病知源。若能寻余所集，思过半矣。

夫天布五行，以运万类，人禀五常，以有五脏。经络府俞，阴阳会通，玄冥幽微，变化难极。自非才高识妙，岂能探其理致哉！上古有神农、黄帝、岐伯、伯高、雷公、少俞、少师、仲文，中世有长桑、扁鹊，汉有公乘阳庆及仓公，下此以往，未之闻也。观今之医，不念思求经旨，以演其所知；各承家技，始终顺旧，省疾问病，务在口给；相对斯须，便处汤药，按寸不及尺，握手不及足；

人迎趺阳，三部不参；动数发息，不满五十；短期未知决诊，九候曾无仿佛；明堂阙庭，尽不见察，所谓窥管而已。夫欲视死别生，实为难矣！

孔子云：生而知之者上，学则亚之。多闻博识，知之次也。余宿尚方术，请事斯语。

卷一　辨脉法

【问曰】脉有阴阳，何谓也？

【答曰】凡脉大、浮、数、动、滑，此名阳也。脉沉、涩、弱、弦、微，此名阴也。凡阴病见阳脉者生，阳病见阴脉者死。

【问曰】脉有阳结阴结者，何以别之？

【答曰】其脉浮而数，能食，不大便者，此为实，名曰阳结也，期十七日当剧。其脉沉而迟，不能食，身体重，大便反鞕，名曰阴结也，期十四日当剧。

【问曰】病有洒淅恶寒，而复发热者何？

【答曰】阴脉不足，阳往从之；阳脉不足，阴往乘之。

【问曰】何谓阳不足？

【答曰】假令寸口脉微，名曰阳不足，阴气上入阳中，则洒淅恶寒也。

【问曰】何谓阴不足？

【答曰】尺脉弱，名曰阴不足，阳气下陷入阴中，则发热也。

阳脉浮（一作微），阴脉弱者，则血虚，血虚则筋急也。

其脉沉者，荣气微也。

其脉浮，而汗出如流珠者，卫气衰也。

荣气微者，加烧针，则血留不行，更发热而躁烦也。

脉（一云秋脉）蔼蔼如车盖者，名曰阳结也。

脉（一云夏脉）累累如循长竿者，名曰阴结也。

脉瞥瞥如羹上肥者，阳气微也。

脉萦萦如蜘蛛丝者，阳气（一云阴气）衰也。

脉绵绵如泻漆之绝者，亡其血也。

　　脉来缓，时一止复来者，名曰结。脉来数，时一止复来者，名曰促（一作纵）。脉阳盛则促，阴盛则结，此皆病脉。

　　阴阳相抟，名曰动。阳动则汗出，阴动则发热。形冷恶寒者，此三焦伤也。

　　若数脉见于关上，上下无头尾，如豆大，厥厥动摇者，名曰动也。

　　阳脉浮大而濡，阴脉浮大而濡，阴脉与阳脉同等者，名曰缓也。

　　脉浮而紧者，名曰弦也。弦者，状如弓弦，按之不移也。脉紧者，如转索无常也。

　　脉弦而大，弦则为减，大则为芤，减则为寒，芤则为虚，寒虚相抟，此名为革。妇人则半产漏下，男子则亡血失精。

　　【问曰】病有战而汗出，因得解者，何也？

　　【答曰】脉浮而紧，按之反芤，此为本虚，故当战而汗出也。其人本虚，是以发战，以脉浮，故当汗出而解也。

　　若脉浮而数，按之不芤，此人本不虚，若欲自解，但汗出耳，不发战也。

　　【问曰】病有不战而汗出解者，何也？

　　【答曰】脉大而浮数，故知不战汗出而解也。

　　【问曰】病有不战不汗出而解者，何也？

　　【答曰】其脉自微，此以曾发汗、若吐、若下、若亡血，以内无津液，此阴阳自和，必自愈，故不战不汗出而解也。

　　【问曰】伤寒三日，脉浮数而微，病人身凉和者，何也？

　　【答曰】此为欲解也，解以夜半。脉浮而解者，濈然汗出也；脉数而解者，必能食也；脉微而解者，必大汗出也。

　　【问曰】脉病欲知愈未愈者，何以别之？

　　【答曰】寸口、关上、尺中三处，大小浮沉迟数同等，虽有寒热不解者，此脉阴阳为和平，虽剧当愈。

【师曰】立夏得洪（一作浮）。大脉，是其本位。其人病身体苦疼重者，须发其汗。若明日身不疼不重者，不须发汗。若汗濈濈自出者，明日便解矣。何以言之？立夏脉洪大，是其时脉，故使然也。四时仿此。

【问曰】凡病欲知何时得，何时愈？

【答曰】假令夜半得病者，明日日中愈；日中得病者，夜半愈。何以言之？日中得病夜半愈者，以阳得阴则解也；夜半得病，明日日中愈者，以阴得阳则解也。

寸口脉浮为在表，沉为在里，数为在腑，迟为在脏。假令脉迟，此为在脏也。

趺阳脉浮而涩，少阴脉如经者，其病在脾，法当下利。何以知之？若脉浮大者，气实血虚也。今趺阳脉浮而涩，故知脾气不足，胃气虚也。以少阴脉弦而浮（一作沉）。才见，此为调脉，故称如经也。若反滑而数者，故知当屎脓也（《玉函》作溺）。

寸口脉浮而紧，浮则为风，紧则为寒。风则伤卫，寒则伤荣，荣卫俱病，骨节烦疼，当发其汗也。

趺阳脉迟而缓，胃气如经也。趺阳脉浮而数，浮则伤胃，数则动脾，此非本病，医特下之所为也。荣卫内陷，其数先微，脉反但浮，其人必大便鞕，气噫而除。何以言之？本以数脉动脾，其数先微，故知脾气不治，大便鞕，气噫而除。今脉反浮，其数改微，邪气独留，心中则饥，邪热不杀谷，潮热发渴，数脉当迟缓，脉因前后度数如法，病者则饥，数脉不时，则生恶疮也。

【师曰】病人脉微而涩者，此为医所病也。大发其汗，又数大下之，其人亡血，病当恶寒，后乃发热，无休止时。夏月盛热，欲著复衣；冬月盛寒，欲裸其身。所以然者，阳微则恶寒，阴弱则发热，此医发其汗，使阳气微，又大下之，令阴气弱。五月之时，阳气在表，胃中虚冷，以阳气内微，不能胜冷，故欲著复衣；十一月之时，阳气在里，胃中烦热，以阴气内弱，不能胜热，故欲裸其身。又阴脉迟涩，故知血亡也。

脉浮而大，心下反鞕，有热，属脏者，攻之，不令发汗；属腑者，不令溲数，溲数则大便鞕。汗多则热愈，汗少则便难，脉迟尚未可攻。

脉浮而洪，身汗如油，喘而不休，水浆不下，形体不仁，乍静乍乱，此为命绝也。又未知何脏先受其灾，若汗出发润，喘不休者，此为肺先绝也。阳反独留，形体如烟熏，直视摇头者，此为心绝也。唇吻反青，四肢絷习者，此为肝绝也。环口黧黑，柔汗发黄者，此为脾绝也。溲便遗失，狂言，目反直视者，此为肾绝也。

又未知何脏阴阳前绝，若阳气前绝，阴气后竭者，其人死，身色必青；阴气前绝，阳气后竭者，其人死，身色必赤，腋下温，心下热也。

寸口脉浮大，而医反下之，此为大逆。浮则无血，大则为寒，寒气相抟，则为肠鸣。医乃不知，而反饮冷水，令汗大出，水得寒气，冷必相抟，其人即饐。

趺阳脉浮，浮则为虚，浮虚相抟，故令气饐，言胃气虚竭也。脉滑则为哕。此为医咎，责虚取实，守空迫血。脉浮、鼻中燥者，必衄也。

诸脉浮数，当发热，而洒淅恶寒，若有痛处，饮食如常者，蓄积有脓也。

脉浮而迟，面热赤而战惕者，六七日当汗出而解，反发热者，差迟。迟为无阳，不能作汗，其身必痒也。

寸口脉阴阳俱紧者，法当清邪中于上焦，浊邪中于下焦。清邪中上，名曰洁也；浊邪中下，名曰浑也。阴中于邪，必内栗也。表气微虚，里气不守，故使邪中于阴也。阳中于邪，必发热头痛，项强颈挛，腰痛胫酸，所为阳中雾露之气，故曰清邪中上，浊邪中下。

阴气为栗，足膝逆冷，便溺妄出，表气微虚，里气微急，三焦相溷，内外不通。上焦怫郁，脏气相熏，口烂食断也。中焦不治，胃气上冲，脾气不转，胃中为浊，荣卫不通，血凝不流。若卫气前通者，小便赤黄，与热相抟，因热作使，游于经络，出入脏腑，热气所过，则为痈脓。若阴气前通者，阳气厥微，阴无所使，客气内入，嚏而出之，声嗢咽塞。寒厥相追，为热所拥，血凝自下，状如豚肝。阴阳俱厥，脾气孤弱，五液注下。下焦不盍（一作阖），清便下重，令便数难，齐筑湫痛，命将难全。

脉阴阳俱紧者，口中气出，唇口干燥，蜷卧足冷，鼻中涕出，舌上胎滑，勿妄治也。到七日以来，其人微发热，手足温者，此为欲解；或到八日以上，反大发热者，此为难治。设使恶寒者，必欲呕也；腹内痛者，必欲利也。

脉阴阳俱紧，至于吐利，其脉独不解；紧去人安，此为欲解。若脉迟，至六七日不欲食，此为晚发，水停故也，为未解；食自可者，为欲解。病六七日，手足三部脉皆至，大烦而口噤不能言，其人躁扰者，必欲解也。若脉和，其人大烦，目重，睑内际黄者，此欲解也。

脉浮而数，浮为风，数为虚，风为热，虚为寒，风虚相抟，则洒淅恶寒也。

脉浮而滑，浮为阳，滑为实，阳实相抟，其脉数疾，卫气失度。浮滑之脉数疾，发热汗出者，此为不治。

伤寒欬逆上气，其脉散者死，谓其形损故也。

卷二　平脉法

【问曰】脉有三部，阴阳相乘，荣卫血气，在人体躬。呼吸出入，上下于中，因息游布，津液流通。随时动作，效象形容。春弦秋浮，冬沉夏洪。察色观脉，大小不同，一时之间，变无经常。尺寸参差，或短或长。上下乖错，或存或亡。病辄改易，进退低昂。心迷意惑，动失纪纲。愿为具陈，令得分明。

【师曰】子之所问，道之根源。脉有三部，尺寸及关。荣卫流行，不失衡铨。肾沉心洪，肺浮肝弦，此自经常，不失铢分。

出入升降，漏刻周旋，水下百刻，一周循环。当复寸口，虚实见焉，变化相乘，阴阳相干。风则浮虚，寒则牢坚；沉潜水滀，支饮急弦；动则为痛，数则热烦。设有不应，知变所缘，三部不同，病各异端。太过可怪，不及亦然。邪不空见，终必有奸，审察表里，三焦别焉。知其所舍，消息诊看，料度腑脏，独见若神。为子条纪，传与贤人。

【师曰】呼吸者，脉之头也。初持脉，来疾去迟，此出疾入迟，名曰内虚外实也。初持脉，来迟去疾，此出迟入疾，名曰内实外虚也。

【问曰】上工望而知之，中工问而知之，下工脉而知之，愿闻其说。

【师曰】病家人请云，病人苦发热，身体疼，病人自卧。师到，诊其脉，沉而迟者，知其瘥也。何以知之？若表有病者，脉当浮大，今脉反沉迟，故知愈也。

假令病人云腹内卒痛，病人自坐。师到，脉之，浮而大者，知其瘥也。何以知之？若里有病者，脉当沉而细，今脉浮大，故知愈也。

【师曰】病家人来请云，病人发热，烦极。明日师到，病人向壁卧，此热已去也。设令脉不和，处言已愈。

设令向壁卧，闻师到，不惊起而盼视，若三言三止，脉之，咽唾者，此诈病也。设令脉自和，处言此病大重，当须服吐下药，针灸数十百处，乃愈。

师持脉，病人欠者，无病也。脉之，呻者，病也。言迟者，风也。摇头言者，里痛也。行迟者，表强也。坐而伏者，短气也。坐而下一脚者，腰痛也。里实护腹，如怀卵物者，心痛也。

【师曰】伏气之病，以意候之。今月之内，欲有伏气，假令旧有伏气，当须脉之。若脉微弱者，当喉中痛似伤，非喉痹也。病人云：实咽中痛。虽尔，今复欲下利。

【问曰】人恐怖者，其脉何状？

【师曰】脉形如循丝，累累然，其面白脱色也。

【问曰】人不饮，其脉何类？

【师曰】脉自涩，唇口干燥也。

【问曰】人愧者，其脉何类？

【师曰】脉浮，而面色乍白乍赤。

【问曰】经说，脉有三菽、六菽重者，何谓也？

【师曰】脉，人以指按之，如三菽之重者，肺气也；如六菽之重者，心气也；如九菽之重者，脾气也；如十二菽之重者，肝气也；按之至骨者，肾气也。

假令下利，寸口、关上、尺中，悉不见脉，然尺中时一小见，脉再举头者，肾气也。若见损脉来至，为难治。

【问曰】脉有相乘，有纵有横，有逆有顺，何谓也？

【师曰】水行乘火，金行乘木，名曰纵；火行乘水，木行乘金，名曰横；水行乘金，火行乘木，名曰逆；金行乘水，木行乘火，名曰顺也。

【问曰】脉有残贼，何谓也？

【师曰】脉有弦、紧、浮、滑、沉、涩，此六脉名曰残贼，能为诸脉作病也。

【问曰】脉有灾怪，何谓也？

【师曰】假令人病，脉得太阳，与形证相应，因为作汤，比还送汤，如食顷，病人乃大吐，若下利，腹中痛。师曰：我前来不见此证，今乃变异，是名灾怪。又问曰：何缘作此吐利？答曰：或有旧时服药，今乃发作，故名灾怪耳。

【问曰】东方肝脉，其形何似？

【师曰】肝者，木也，名厥阴，其脉微弦，濡弱而长，是肝脉也。肝病自得濡弱者，愈也。

假令得纯弦脉者，死。何以知之？以其脉如弦直，此是肝脏伤，故知死也。

【问曰】南方心脉，其形何似？

【师曰】心者，火也，名少阴，其脉洪大而长，是心脉也。心病自得洪大者，愈也。

假令脉来微去大，故名反，病在里也。脉来头小本大，故名覆，病在表也。上微头小者，则汗出；下微本大者，则为关格不通，不得尿。头无汗者可治，有汗者死。

【问曰】西方肺脉，其形何似？

【师曰】肺者，金也，名太阴，其脉毛浮也，肺病自得此脉。若得缓迟者，皆愈；若得数者，则剧。何以知之？数者南方火，火克西方金，法当痈肿，为难治也。

【问曰】二月得毛浮脉，何以处言至秋当死？

【师曰】二月之时，脉当濡弱，反得毛浮者，故知至秋死。二月肝用事，肝属木，脉应濡弱，反得毛浮脉者，是肺脉也。肺属金，金来克木，故知至秋死。他皆仿此。

【师曰】脉肥人责浮，瘦人责沉。肥人当沉，今反浮；瘦人当浮，今反沉，故责之。

【师曰】寸脉下不至关，为阳绝；尺脉上不至关，为阴绝。此皆不治，决死也。若计其余命死生之期，期以月节克之也。

【师曰】脉病人不病，名曰行尸，以无旺气，卒眩仆不识人者，短命则死。人病脉不病，名曰内虚，以无谷神，虽困无苦。

【问曰】翕奄沉，名曰滑，何谓也？

【师曰】沉为纯阴，翕为正阳，阴阳和合，故令脉滑，关尺自平。阳明脉微沉，食饮自可。少阴脉微滑，滑者，紧之浮名也，此为阴实，其人必股内汗出，阴下湿也。

【问曰】曾为人所难，紧脉从何而来？

【师曰】假令亡汗、若吐，以肺里寒，故令脉紧也。假令欬者，坐饮冷水，故令脉紧也。假令下利，以胃虚冷，故令脉紧也。

寸口卫气盛，名曰高（高者，暴狂而肥）；荣气盛，名曰章（章者，暴泽而光）；高章相抟，名曰纲（纲者，身筋急，脉强直故也）。卫气弱，名曰惵（惵者，心中气动迫怯）；荣气弱，名曰卑（卑者，心中常自惭愧）；惵卑相抟，名曰损（损者，五脏六腑俱乏气慑也）。卫气和，名曰缓（缓者，四肢不能自收）；荣气和，名曰迟（迟者，身体俱重，但欲眠也）；缓迟相抟，名曰沉（沉者，腰中直，腹内急痛，但欲卧，不欲行）。

寸口脉缓而迟，缓则阳气长，其色鲜，其颜光，其声商，毛发长。迟则阴气盛，骨髓生，血满，肌肉紧薄鲜鞕。阴阳相抱，荣卫俱行，刚柔相得，名曰强也。

趺阳脉滑而紧，滑者胃气实，紧者脾气强。持实击强，痛还自伤，以手把刃，坐作疮也。

寸口脉浮而大，浮为虚，大为实。在尺为关，在寸为格，关则不得小便，格则吐逆。

跌阳脉伏而涩，伏则吐逆，水谷不化，涩则食不得入，名曰关格。

脉浮而大，浮为风虚，大为气强，风气相抟，必成隐疹，身体为痒。痒者，名泄风，久久为痂癞（眉少发稀，身有干疮而腥臭也）。

寸口脉弱而迟，弱者卫气微，迟者荣中寒。荣为血，血寒则发热；卫为气，气微者心内饥，饥而虚满，不能食也。

跌阳脉大而紧者，当即下利，为难治。

寸口脉弱而缓，弱者阳气不足，缓者胃气有余。噫而吞酸，食卒不下，气填于膈上也（一作下）。

跌阳脉紧而浮，浮为气，紧为寒。浮为腹满，紧为绞痛。浮紧相抟，肠鸣而转，转即气动，膈气乃下。少阴脉不出，其阴肿大而虚也。

寸口脉微而涩，微者卫气不行，涩者荣气不逮。荣卫不能相将，三焦无所仰，身体痹不仁。荣气不足，则烦疼口难言；卫气虚者，则恶寒数欠。三焦不归其部，上焦不归者，噫而酢吞；中焦不归者，不能消谷引食；下焦不归者，则遗溲。

跌阳脉沉而数，沉为实，数消谷。紧者，病难治。

寸口脉微而涩，微者卫气衰，涩者荣气不足。卫气衰，面色黄；荣气不足，面色青。荣为根，卫为叶，荣卫俱微，则根叶枯槁，而寒慄、咳逆、唾腥、吐涎沫也。

跌阳脉浮而芤，浮者卫气虚，芤者荣气伤，其身体瘦，肌肉甲错，浮芤相抟，宗气微衰，四属断绝。

寸口脉微而缓，微者卫气疏，疏则其肤空；缓者胃气实，实则谷消而水化也。谷入于胃，脉道乃行，水入于经，其血乃成。荣盛，则其肤必疏，三焦绝经，名曰血崩。

趺阳脉微而紧，紧则为寒，微则为虚，微紧相抟，则为短气。

少阴脉弱而涩，弱者微烦，涩者厥逆。

趺阳脉不出，脾不上下，身冷肤鞕。

少阴脉不至，肾气微，少精血，奔气促迫，上入胸膈，宗气反聚，血结心下，阳气退下，热归阴股，与阴相动，令身不仁，此为尸厥。当刺期门、巨阙。

寸口脉微，尺脉紧，其人虚损多汗，知阴常在，绝不见阳也。

寸口诸微亡阳，诸濡亡血，诸弱发热，诸紧为寒。诸乘寒者，则为厥，郁冒不仁，以胃无谷气，脾涩不通，口急不能言，战而栗也。

【问曰】濡弱何以反适十一头？

【师曰】五脏六腑相乘，故令十一。

【问曰】何以知乘腑，何以知乘脏？

【师曰】诸阳浮数为乘腑。诸阴迟涩为乘脏也。

卷三　辨太阳病脉证并治上

太阳主证

【太阳概论】

一、病发于阳，病发于阴

1. 病有发热恶寒者，发于阳也；无热恶寒者，发于阴也。发于阳，七日愈；发于阴，六日愈。以阳数七，阴数六故也。（7）

2. 病人身大热，反欲得衣者，热在皮肤，寒在骨髓也；身大寒，反不欲近衣者，寒在皮肤，热在骨髓也。（11）

二、脉证提纲

3. 太阳之为病，脉浮，头项强痛而恶寒。（1）

4. 太阳病，发热，汗出，恶风，脉缓者，名为中风。（2）

5. 太阳病，或已发热，或未发热，必恶寒，体痛，呕逆，脉阴阳俱紧者，名为伤寒。（3）

6. 太阳病，发热而渴，不恶寒者，为温病。若发汗已，身灼热者，名风温。风温为病，脉阴阳俱浮，自汗出，身重，多眠睡，鼻息必鼾，语言难出。若被下者，小便不利，直视失溲；若被火者，微发黄色，剧则如惊痫，时瘛疭，若火熏之。一逆尚引日，再逆促命期。（6）

三、太阳传经

7. 伤寒一日，太阳受之，脉若静者，为不传；颇欲吐，若躁烦，脉数急者，为传也。（4）

8. 伤寒二三日，阳明、少阳证不见者，为不传也。（5）

9. 太阳病，头痛至七日以上自愈者，以行其经尽故也。若欲作再经者，针足阳明，使经不传则愈。（8）

10. 太阳病，欲解时，从巳至未上。（9）

11. 风家，表解而不了了者，十二日愈。（10）

12. 凡病，若发汗、若吐、若下，若亡血、亡津液、阴阳自和者，必自愈。（58）

13. 大下之后，复发汗，小便不利者，亡津液故也。勿治之，得小便利，必自愈。（59）

【太阳在经】

一、太阳中风

桂枝汤证

14. 太阳病，头痛，发热，汗出，恶风，桂枝汤主之。（13）

15. 太阳中风，阳浮而阴弱。阳浮者，热自发；阴弱者，汗自出。啬啬恶寒，淅淅恶风，翕翕发热，鼻鸣干呕者，桂枝汤主之。（12）

桂枝汤

桂枝（去皮，三两）　芍药（三两）　甘草（炙，二两）　生姜（切，三两）　大枣（擘，十二枚）

上五味，㕮咀三味，以水七升，微火煮取三升，去滓，适寒温，服一升。服已，须臾啜热稀粥一升余，以助药力。温覆令一时许，遍身漐漐，微似有汗者益佳，不可令如水流漓，病必不除。若一服汗出病差，停后服，不必尽剂。若不汗，更服依前法。又不汗，后服小促其间，半日许，令三服尽。若病重者，一日一夜服，周时观之。服一剂尽，病证犹在者，更作服。若汗不出，乃服至二三剂。禁生冷、黏滑、肉面、五辛、酒酪、臭恶等物。

16. 太阳病，外证未解，脉浮弱者，当以汗解，宜桂枝汤。（42）

17. 太阳病，发热、汗出者，此为荣弱卫强，故使汗出。欲救邪风者，宜桂枝汤。（95）

18. 伤寒发汗已解，半日许复烦，脉浮数者，可更发汗，宜桂枝汤。（57）

19. 太阳病，初服桂枝汤，反烦，不解者，先刺风池、风府，却与桂枝汤则愈。（24）

20. 产后风，续之数十日不解，头微痛，恶寒，时时有热，心下闷，干呕，汗出。虽久，阳旦证续在耳，可与阳旦汤。（即桂枝汤。方见下利中。）（金匮·妇人产后病篇）

桂枝加厚朴杏子汤证

21. 太阳病，下之微喘者，表未解故也，桂枝加厚朴杏子汤主之。（43）

桂枝加厚朴杏子汤

桂枝（去皮，三两）　甘草（炙，二两）　生姜（切，三两）芍药（三两）　大枣（擘，十二枚）　厚朴（炙，去皮，二两）杏仁（去皮尖，五十枚）

上七味，以水七升，微火煮取三升，去滓，温服一升，覆取微似汗。

22. 喘家，作桂枝汤，加厚朴、杏子佳。（18）

桂枝加桂汤证

23. 太阳病，下之后，其气上冲者，可与桂枝汤，方用前法；若不上冲者，不得与之。（15）

24. 烧针令其汗，针处被寒，核起而赤者，必发奔豚。气从少腹上冲心者，灸其核上各一壮，与桂枝加桂汤，更加桂二两也。（117）（金匮·奔豚气病篇同）

桂枝加桂汤

桂枝（去皮，五两） 芍药（三两） 生姜（切，三两） 甘草（炙，二两） 大枣（擘，十二枚）

上五味，以水七升，煮取三升，去滓，温服一升。

本云桂枝汤，今加桂满五两。所以加桂者，以能泄奔豚气也。

桂枝去芍药加皂荚汤证

25.《千金》桂枝去芍药加皂荚汤：治肺痿吐涎沫。（金匮·肺痿肺痈咳嗽上气病篇）

桂枝去芍药加皂荚汤

桂枝 生姜（各三两） 甘草（二两） 大枣（十枚） 皂荚（去皮子，炙焦，一枚）

上五味，以水七升，微微火煮，取三升，分温三服。

桂枝汤禁忌

26. 桂枝本为解肌，若其人脉浮紧，发热汗不出者，不可与之也。常须识此，勿令误也。（16）

27. 若酒客病，不可与桂枝汤，得之则呕，以酒客不喜甘故也。（17）

二、太阳伤寒

麻黄汤证

28. 太阳病，头痛发热，身疼腰痛，骨节疼痛，恶风无汗而喘者，麻黄汤主之。（35）

麻黄汤

麻黄（去节，三两）　　桂枝（去皮，二两）　　甘草（炙，一两）　　杏仁（去皮尖，七十个）

上四味，以水九升，先煮麻黄，减二升，去上沫，纳诸药，煮取二升半，去滓，温服八合。覆取微似汗，不须啜粥，余如桂枝法将息。

29. 太阳病，脉浮紧，发热，身无汗，自衄者愈。（47）

30. 服药已微除，其人发烦目瞑，剧者必衄，衄乃解。所以然者，阳气重故也。麻黄汤主之。（46）

31. 伤寒脉浮紧，不发汗，因致衄者，麻黄汤主之。（55）

32. 脉浮者，病在表，可发汗，宜麻黄汤。（51）

33. 脉浮而数者，可发汗，宜麻黄汤。（52）

34. 脉浮数者，法当汗出而愈。若下之，身重心悸者，不可发汗，当自汗出乃解。所以然者，尺中脉微，此里虚。须表里实，津液自和，便自汗出愈。（49）

35. 太阳病，脉浮紧、无汗、发热、身疼痛，八九日不解，表证仍在，此当发其汗。（46）

36. 脉浮紧者，法当身疼痛，宜以汗解之。假令尺中迟者，不可发汗。何以知然？以荣气不足，血少故也。（50）

麻黄汤禁忌

37. 咽喉干燥者，不可发汗。（83）

38. 淋家，不可发汗，发汗必便血。（84）（金匮·消渴小便不利淋病篇同）

39. 淋之为病，小便如粟状，小腹弦急，痛引脐中。（金匮·消渴小便不利淋病篇）

40. 太阳中暍，发热恶寒，身重而疼痛，其脉弦细芤迟。小便已，洒洒然毛耸，手足逆冷，小有劳，身即热，口开前板齿燥。若发其汗，则恶寒甚；加温针，则发热甚；数下之，则淋甚。（金匮·痉湿暍病篇）

41. 疮家，虽身疼痛，不可发汗，汗出则痉。（85）（金匮·痉湿暍病篇同）

42. 诸浮数脉，应当发热，而反洒淅恶寒，若有痛处，当发其痈。（金匮·疮痈肠痈浸淫病篇）

43. 师曰：诸痈肿，欲知有脓无脓，以手掩肿上，热者为有脓，不热者为无脓。（金匮·疮痈肠痈浸淫病篇）

44. 衄家，不可发汗，汗出必额上陷，脉急紧，直视不能眴，不得眠。（86）（金匮·惊悸吐衄下血胸满瘀血病篇同）

45. 亡血家，不可发汗，发汗则寒慄而振。（87）

46. 汗家，重发汗，必恍惚心乱，小便已阴疼，与禹余粮丸。（88，方本阙）

三、麻桂合方

桂枝麻黄各半汤证

47. 太阳病，得之八九日，如疟状，发热恶寒，热多寒少，其人不呕，清便欲自可，一日二三度发。脉微缓者，为欲愈也；脉微而恶寒者，此阴阳俱虚，不可更发汗、更下、更吐也；面色反有热色者，未欲解也，以其不能得小汗出，身必痒，宜桂枝麻黄各半汤。（23）

桂枝麻黄各半汤

桂枝（去皮，一两十六铢）　芍药生姜（切）　甘草（炙）麻黄（去节，各一两）　大枣（擘，四枚）　杏仁（汤浸，去皮尖及两仁者，二十四枚）

上七味，以水五升，先煮麻黄一二沸，去上沫，纳诸药，煮取一升八合，去滓，温服六合。

本云桂枝汤三合，麻黄汤三合，并为六合，顿服。将息如上法。

桂枝二麻黄一汤证

48. 服桂枝汤，大汗出，脉洪大者，与桂枝汤，如前法。若形似疟，一日再发者，汗出必解，宜桂枝二麻黄一汤。（25）

桂枝二麻黄一汤

桂枝（去皮，一两十七铢）　芍药（一两六铢）　麻黄（去节，十六铢）　生姜（切，一两六铢）　杏仁（去皮尖，十六个）甘草（炙，一两二铢）　大枣（擘，五枚）

上七味，以水五升，先煮麻黄一二沸，去上沫，纳诸药，煮取二升，去滓，温服一升，日再服。

本云桂枝汤二分、麻黄汤一分，合为二升，分再服。今合为一方，将息如前法。

桂枝二越婢一汤证

49. 太阳病，发热恶寒，热多寒少。脉微弱者，此无阳也，不可发汗，宜桂枝二越婢一汤。(27)

桂枝二越婢一汤

桂枝（去皮）　芍药麻黄甘草（炙，各十八铢）　大枣（擘，四枚）　生姜（切，一两二铢）　石膏（碎，绵裹，二十四铢）

上七味，以水五升，煮麻黄一二沸，去上沫，纳诸药，煮取二升，去滓，温服一升。

本云当裁为越婢汤、桂枝汤合之，饮一升。今合为一方，桂枝汤二分，越婢汤一分。

【太阳在腑】

一、蓄水

奔豚

50. 发汗后，其人脐下悸者，欲作奔豚，茯苓桂枝甘草大枣汤主之。(65)（金匮·奔豚气病篇同。金匮无"其人"二字）

茯苓桂枝甘草大枣汤

茯苓（半斤）　桂枝（去皮，四两）　甘草（炙，二两）　大枣（擘，十五枚）

上四味，以甘澜水一斗，先煮茯苓，减二升，纳诸药，煮取三升，去滓，温服一升，日三服。

作甘澜水法：取水二斗，置大盆内，以杓扬之，水上有珠子五六千颗相逐，取用之。

51. 伤寒，若吐、若下后，心下逆满，气上冲胸，起则头眩，脉沉紧，发汗则动经，身为振振摇者，茯苓桂枝白术甘草汤主之。（67）

茯苓桂枝白术甘草汤

茯苓（四两）　桂枝（去皮，三两）　白术　甘草（炙，各二两）

上四味，以水六升，煮取三升，去滓，分温三服。

52. 心下有痰饮，胸胁支满，目眩，苓桂术甘汤主之。（金匮·痰饮咳嗽病篇）

53. 夫短气有微饮，当从小便去之，苓桂术甘汤主之；肾气丸亦主之。（金匮·痰饮咳嗽病）

饮阻经络

54. 服桂枝汤，或下之，仍头项强痛，翕翕发热，无汗，心下满微痛，小便不利者，桂枝去桂加茯苓白术汤主之。（28）

桂枝去桂加茯苓白术汤

芍药（三两）　甘草（炙，二两）　生姜（切）　白术　茯苓（各三两）　大枣（擘，十二枚）

上六味，以水八升，煮取三升，去滓，温服一升，小便利则愈。本云桂枝汤，今去桂枝，加茯苓、白术。

五苓散证

55. 太阳病，发汗后，大汗出，胃中干，烦躁不得眠，欲得饮水者，少少与饮之，令胃气和则愈。若脉浮，小便不利，微热，消渴者，五苓散主之。即猪苓散是。（71）（脉浮之后的文字，同《金匮·消渴小便不利淋病篇》，少"宜利小便，发汗"）

五苓散

猪苓（去皮，十八铢）　泽泻（一两六铢）　白术（十八铢）茯苓（十八铢）　桂枝（去皮，半两）

上五味，捣为散，以白饮和服方寸匕，日三服。多饮暖水，汗出愈。如法将息。

56. 中风，发热，六七日不解而烦，有表里证，渴欲饮水，水入则吐者，名曰水逆，五苓散主之。（74）（有表里证之后的内容，与《金匮·消渴小便不利淋病篇》同）

57. 发汗后，水药不得入口，为逆；若更发汗，必吐下不止。（76）

58. 发汗已，脉浮数，烦渴者，五苓散主之。（72）

59. 太阳病，寸缓、关浮、尺弱，其人发热汗出，复恶寒，不呕，但心下痞者，此以医下之也。如其不下者，病人不恶寒而渴者，此转属阳明也。小便数者，大便必硬，不更衣十日，无所苦也。渴欲饮水，少少与之，但以法救之。渴者，宜五苓散。（阳明病篇·244）

60. 未持脉时，病人手叉自冒心，师因教试令咳，而不咳者，此必两耳聋无闻也。所以然者，以重发汗，虚，故如此。发汗后，饮水多必喘，以水灌之亦喘。（75）

61. 假令瘦人，脐下有悸，吐涎沫而癫眩，此水也，五苓散主

之。（金匮·痰饮咳嗽病篇）

62. 太阳病，小便利者，以饮水多，必心下悸；小便少者，必苦里急也。（127）

茵陈五苓散证

63. 黄疸病，茵陈五苓散主之。（一本云茵陈汤及五苓散并主之。）（金匮·黄疸病篇）

茵陈五苓散

茵陈蒿末（十分）　　五苓散（五分）

上二物和，先食饮方寸匕，日三服。

64. 心下有支饮，其人苦冒眩，泽泻汤主之。（金匮·痰饮咳嗽病篇）

泽泻汤

泽泻（五两）　　白术（二两）

上二味，以水二升，煮取一升，分温再服。

猪苓散证

65. 呕吐而病在膈上，后思水者，解，急与之。思水者，猪苓散主之。（金匮·呕吐哕下利病篇）

猪苓散

猪苓　茯苓　白术（各等分）

上三味，杵为散，饮服方寸匕，日三服。

当归芍药散证

66. 妇人怀娠，腹中疞痛，当归芍药散主之。（金匮·妇人妊娠

病篇）

当归芍药散

当归（三两）　　芍药（一斤）　　茯苓（四两）　　白术（四两）

泽泻（半斤）　　川芎（半斤，一作三两）

上六味，杵为散，取方寸匕，酒和，日三服。

67. 妇人腹中诸疾痛，当归芍药散主之。（金匮·妇人杂病篇）

二、蓄血

桃核承气汤证

68. 太阳病不解，热结膀胱，其人如狂，血自下，下者愈。其外不解者，尚未可攻，当先解其外；外解已，但少腹急结者，乃可攻之，宜桃核承气汤。（后云，解外宜桂枝汤。）（106）

桃核承气汤

桃仁（去皮尖，五十个）　　大黄（四两）　　桂枝（去皮，二两）　　甘草（炙，二两）　　芒硝（二两）

上五味，以水七升，煮取二升半，去滓，纳芒硝，更上火，微沸下火。先食温服五合，日三服，当微利。

69. 太阳病，外证未解，不可下也，下之为逆。欲解外者，宜桂枝汤。（44）

70. 太阳病，先发汗不解，而复下之，脉浮者不愈。浮为在外，而反下之，故令不愈。今脉浮，故在外，当须解外则愈，宜桂枝汤。（45）

抵当汤证

71. 太阳病，六七日表证仍在，脉微而沉，反不结胸，其人发狂者，以热在下焦，少腹当硬满，小便自利者，下血乃愈。所以然者，以太阳随经，瘀热在里故也。抵当汤主之。（124）

抵当汤

水蛭（熬）　虻虫（去翅足，熬，各三十个）　桃仁（去皮尖，二十个）　大黄（酒洗，三两）

上四味，以水五升，煮取三升，去滓，温服一升。不下，更服。

72. 太阳病，身黄，脉沉结，少腹硬，小便不利者，为无血也。小便自利，其人如狂者，血证谛也，抵当汤主之。（125）

抵当丸证

73. 伤寒有热，少腹满，应小便不利，今反利者，为有血也，当下之，不可余药，宜抵当丸。（126）

抵当丸

水蛭（熬，二十个）　虻虫（去翅足，熬，二十个）　桃仁（去皮尖，二十五个）　大黄（三两）

上四味，捣分四丸，以水一升，煮一丸，取七合服之。晬时，当下血；若不下者，更服。

【表里先后】

74. 伤寒不大便六七日，头痛有热者，与承气汤。其小便清（一云大便清）者，知不在里，仍在表也，当须发汗。若头痛者，必衄。宜桂枝汤。（56）

75. 阳明病，脉迟，汗出多，微恶寒者，表未解也，可发汗，宜桂枝汤。（阳明病篇·234）

76. 本发汗，而复下之，此为逆也；若先发汗，治不为逆。本先下之，而反汗之，为逆；若先下之，治不为逆。（90）

77. 伤寒，医下之，续得下利清谷不止，身疼痛者，急当救里；后身疼痛，清便自调者，急当救表。救里宜四逆汤，救表宜桂枝汤。（91）（金匮·脏腑经络先后病篇同，多"问曰：病有急当救里、救表者，何谓也？师曰：病"，少"救里宜四逆汤，救表宜桂枝汤"。）

78. 下利，腹胀满，身体疼痛者，先温其里，乃攻其表。温里宜四逆汤，攻表宜桂枝汤。（厥阴病篇·372）（金匮·呕吐哕下利病篇同）

79. 下利清谷，不可攻表，汗出必胀满。（厥阴病篇·364）（金匮·呕吐哕下利病篇同）

80. 病发热，头痛，脉反沉，若不瘥，身体疼痛，当救其里，四逆汤方。（92）

81. 太阳与阳明合病，喘而胸满者，不可下，宜麻黄汤。（36）

82. 阳明病，脉浮，无汗而喘者，发汗则愈，宜麻黄汤。（阳明病篇·235）

83. 师曰：病人脉浮者在前，其病在表；浮者在后，其病在里，腰痛背强不能行，必短气而极也。（金匮·脏腑经络先后病篇）

卷四　辨太阳病脉证并治中

太阳兼证

【太阳兼证】

一、兼少阳肝胆

84. 伤寒六七日，发热，微恶寒，肢节烦疼，微呕，心下支结，外证未去者，柴胡桂枝汤主之。（146）

柴胡桂枝汤

桂枝（去皮，一两半）　黄芩（一两半）　人参（一两半）甘草（炙，一两）　半夏（洗，二合半）　芍药（一两半）　大枣（擘，六枚）　生姜（切，一两半）　柴胡（四两）

上九味，以水七升，煮取三升，去滓，温服一升。

本云人参汤，作如桂枝法，加半夏、柴胡、黄芩，复如柴胡法。今用人参作半剂。

85. 太阳与少阳并病，头项强痛，或眩冒，时如结胸，心下痞鞭者，当刺大椎第一间、肺俞、肝俞，慎不可发汗；发汗则谵语，脉弦，五日谵语不止，当刺期门。（142）

86.《外台》柴胡桂枝汤方：治心腹卒中痛者。（金匮·腹满寒疝宿食病篇）

二、兼阳明胃肠

阳明在经

87. 二阳并病，太阳初得病时，发其汗，汗先出不彻，因转属阳明，续自微汗出，不恶寒。若太阳病证不罢者，不可下，下之为逆，如此可小发汗。设面色缘缘正赤者，阳气怫郁在表，当解之熏之。若发汗不彻，不足言，阳气怫郁不得越，当汗不汗，其人躁烦，不知痛处，乍在腹中，乍在四肢，按之不可得，其人短气但坐，以汗出不彻故也，更发汗则愈。何以知汗出不彻？以脉涩故知也。（48）

大青龙汤证

88. 太阳中风，脉浮紧，发热恶寒，身疼痛，不汗出而烦躁者，大青龙汤主之。若脉微弱，汗出恶风者，不可服之。服之则厥逆，筋惕肉瞤，此为逆也。（38）

大青龙汤

麻黄（去节，六两）　桂枝（去皮，二两）　甘草（炙，二两）　杏仁（去皮尖，四十枚）　生姜（切，三两）　大枣（擘，十枚）　石膏（如鸡子大，碎）

上七味，以水九升，先煮麻黄，减二升，去上沫，纳诸药，煮取三升，去滓，温服一升，取微似汗。汗出多者，温粉粉之。一服汗者，停后服。若复服，汗多亡阳遂（一作逆）虚，恶风烦躁，不得眠也。

89. 伤寒脉浮缓，身不疼，但重，乍有轻时，无少阴证者，大青龙汤发之。（39）

90. 病溢饮者，当发其汗，大青龙汤主之；小青龙汤亦主之。

（金匮·痰饮咳嗽病篇）

麻黄杏仁甘草石膏汤证

91. 发汗后，不可更行桂枝汤，汗出而喘，无大热者，可与麻黄杏仁甘草石膏汤。(63)

麻黄杏仁甘草石膏汤

麻黄（去节，四两）　杏仁（去皮尖，五十个）　甘草（炙，二两）　石膏（碎，绵裹，半斤）

上四味，以水七升，煮麻黄，减二升，去上沫，纳诸药，煮取二升，去滓，温服一升。本云，黄耳杯。

92. 吐后，渴欲得水而贪饮者，文蛤汤主之；兼主微风，脉紧，头痛。（金匮·呕吐哕下利病篇）

文蛤汤

文蛤（五两）　麻黄　甘草　生姜（各三两）　石膏（五两）杏仁（五十个）　大枣（十二枚）

上七味，以水六升，煮取二升，温服一升，汗出即愈。

93. 渴欲饮水不止者，文蛤散主之。（金匮·消渴小便不利淋病篇）

文蛤散
文蛤（五两）
上一味，杵为散，以沸汤五合，和服方寸匕。

阳明在腑
厚朴七物汤证

94. 病腹满，发热十日，脉浮而数，饮食如故，厚朴七物汤主之。(金匮·腹满寒疝宿食病篇)

厚朴七物汤

厚朴（半斤） 甘草 大黄（各三两） 大枣（十枚） 枳实（五枚） 桂枝（二两） 生姜（五两）

上七味，以水一斗，煮取四升，温服八合，日三服。呕者加半夏五合；下利去大黄；寒多者加生姜至半斤。

三、兼太阴肺
小青龙汤证

95. 伤寒表不解，心下有水气，干呕发热而咳，或渴，或利，或噎，或小便不利，少腹满，或喘者，小青龙汤主之。(40)

小青龙汤

麻黄（去节） 芍药 细辛 干姜 甘草（炙） 桂枝（去皮，各三两） 五味子（半升） 半夏（洗，半升）

上八味，以水一斗，先煮麻黄，减二升，去上沫，纳诸药，煮取三升，去滓，温服一升。若渴，去半夏，加栝蒌根三两；若微利，去麻黄，加荛花，如一鸡子，熬令赤色；若噎者，去麻黄，加附子一枚，炮；若小便不利，少腹满者，去麻黄，加茯苓四两；若喘，去麻黄，加杏仁半升，去皮尖。且荛花不治利，麻黄主喘，今此语反之，疑非仲景意。

96. 久咳数岁，其脉弱者，可治；实大数者，死。其脉虚者，

必苦冒，其人本有支饮在胸中故也，治属饮家。（金匮·痰饮咳嗽病篇）

97. 咳逆倚息不得卧，小青龙汤主之。（金匮·痰饮咳嗽病篇）

98. 伤寒，心下有水气，咳有微喘，发热不渴。服汤已，渴者，此寒去欲解也。小青龙汤主之。（41）

99. 妇人吐涎沫，医反下之，心下即痞，当先治其吐涎沫，小青龙汤主之。涎沫止，乃治痞，泻心汤主之。（金匮·妇人杂病篇）

100. 肺胀，咳而上气，烦躁而喘，脉浮者，心下有水，小青龙加石膏汤主之。（《千金》证治同，外更加胁下痛引缺盆。）（金匮·肺痿肺痈咳嗽上气病篇）

小青龙加石膏汤

麻黄　芍药　桂枝　细辛　甘草　干姜（各三两）　五味子　半夏（各半升）　石膏（二两）

上九味，以水一斗，先煮麻黄，去上沫，纳诸药，煮取三升。强人服一升，羸者减之，日三服，小儿服四合。

青龙汤变证

101. **青龙汤下已，多唾，口燥，寸脉沉，尺脉微，手足厥逆，气从小腹上冲胸咽，手足痹，其面翕热如醉状，因复下流阴股，小便难，时复冒者，与茯苓桂枝五味子甘草汤，治其气冲。**（金匮·痰饮咳嗽病篇）

桂苓五味甘草汤

茯苓（四两）　桂枝（去皮，四两）　甘草（炙，三两）　五味子（半升）

上四味，以水八升，煮取三升，去滓，分三温服。

102. 冲气即低，而反更咳，胸满者，用桂苓五味甘草汤，去桂加干姜、细辛，以治其咳满。（金匮·痰饮咳嗽病篇）

苓甘五味姜辛汤

茯苓（四两）　甘草　干姜　细辛（各三两）　五味子（半升）

上五味，以水八升，煮取三升，去滓，温服半升，日三服。

103. 咳满即止，而更复渴，冲气复发者，以细辛、干姜为热药也，服之当遂渴，而渴反止者，为支饮也。支饮者，法当冒，冒者必呕，呕者复纳半夏，以去其水。（金匮·痰饮咳嗽病篇）

桂苓五味甘草去桂加干姜细辛半夏汤

茯苓（四两）　甘草　细辛　干姜（各二两）　五味子　半夏（各半升）

上六味，以水八升，煮取三升，去滓，温服半升，日三服。

104. 水去呕止，其人形肿者，加杏仁主之。其证应纳麻黄，以其人遂痹，故不纳之。若逆而纳之者，必厥。所以然者，以其人血虚，麻黄发其阳故也。（金匮·痰饮咳嗽病篇）

苓甘五味加姜辛半夏杏仁汤

茯苓（四两）　甘草（三两）　五味子（半升）　干姜（三两）　细辛（三两）　半夏（半升）　杏仁（去皮尖，半升）

上七味，以水一斗，煮取三升，去滓，温服半升，日三服。

105. 若面热如醉，此为胃热上冲，熏其面，加大黄以利之。（金匮·

痰饮咳嗽病篇）

苓甘五味加姜辛半杏大黄汤

茯苓（四两）　甘草（三两）　五味子（半升）　干姜（三两）　细辛（三两）　半夏（半升）　杏仁（半升）　大黄（三两）

上八味，以水一斗，煮取三升，去滓，温服半升，日三服。

四、兼太阴脾

桂枝加芍药生姜各一两　人参三两新加汤证

106. 发汗后，身疼痛，脉沉迟者，桂枝加芍药生姜各一两，人参三两新加汤主之。（62）

桂枝加芍药生姜各一两人参三两新加汤

桂枝（去皮，三两）　芍药（四两）　甘草（炙，二两）　人参（三两）　大枣（擘，十二枚）　生姜（四两）

上六味，以水一斗二升，煮取三升，去滓，温服一升。

本云桂枝汤，今加芍药、生姜、人参。

小建中汤证

107. 伤寒，阳脉涩，阴脉弦，法当腹中急痛，先与小建中汤，不瘥者，小柴胡汤主之。（100）

小建中汤

桂枝（去皮，三两）　甘草（炙，二两）　大枣（擘，十二枚）　芍药（六两）　生姜（切，三两）　胶饴（一升）

上六味，以水七升，煮取三升，去渣，纳饴，更上微火消解。

温服一升，日三服。

108. **伤寒二三日，心中悸而烦者，小建中汤主之。**（102）

109. **呕家不可用建中汤，以甜故也。**（100）（金匮·血痹虚劳病篇同）

桂枝人参汤证

110. **太阳病，外证未除，而数下之，遂协热而利，利下不止，心下痞鞭，表里不解者，桂枝人参汤主之。**（163）

桂枝人参汤

桂枝（别切，四两）　甘草（炙，四两）　白术（三两）　人参（三两）　干姜（三两）

上五味，以水九升，先煮四味，取五升，纳桂，更煮取三升，去滓，温服一升，日再，夜一服。

厚朴生姜半夏甘草人参汤证

111. **发汗后，腹胀满者，厚朴生姜半夏甘草人参汤主之。**（66）

厚朴生姜半夏甘草人参汤

厚朴（炙，去皮，半斤）　生姜（切，半斤）　半夏（洗，半升）　甘草（炙，二两）　人参（一两）

上五味，以水一斗，煮取三升，去滓，温服一升，日三服。

五、兼少阴
桂枝去芍药汤证

112. **太阳病，下之后，脉促胸满者，桂枝去芍药汤主之。**（促，

一作纵。）（21）

桂枝去芍药汤

桂枝（去皮，三两）　甘草（炙，二两）　生姜（切，三两）
大枣（擘，十二枚）

上四味，以水七升，煮取三升，去滓，温服一升。

本云桂枝汤，今去芍药。将息如前法。

113. 若微寒者，桂枝去芍药加附子汤主之。（22）

桂枝去芍药加附子汤

桂枝（去皮，三两）　甘草（炙，二两）　生姜（切，三两）
大枣（擘，十二枚）　附子（炮，去皮，破八片，一枚）

上五味，以水七升，煮取三升，去滓，温服一升。

本云桂枝汤，今去芍药加附子。将息如前法。

**114. 伤寒，脉促，手足厥逆，可灸之。（促，一作纵。）（厥阴病·
349）**

葛根黄芩黄连汤证
115. 太阳病，项背强几几，无汗，恶风，葛根汤主之。（31）

葛根汤

葛根（四两）　麻黄（去节，三两）　桂枝（去皮，二两）
生姜（切，三两）　甘草（炙，二两）　芍药（二两）　大枣
（擘，十二枚）

上七味，以水一斗，先煮麻黄、葛根，减二升，去白沫，纳诸

药，煮取三升，去滓，温服一升。覆取微似汗，余如桂枝法将息及禁忌。诸汤皆仿此。

116. 太阳与阳明合病者，必自下利，葛根汤主之。（32）

117. 太阳与阳明合病，不下利，但呕者，葛根加半夏汤主之。（33）

葛根加半夏汤

葛根（四两）　麻黄（去节，三两）　甘草（炙，二两）　芍药（二两）　桂枝（去皮，二两）　生姜（切，二两）　半夏（洗，半升）　大枣（擘，十二枚）

上八味，以水一斗，先煮葛根、麻黄，减二升，去白沫，纳诸药，煮取三升，去滓，温服一升。覆取微似汗。

118. 太阳病，桂枝证，医反下之，利遂不止。脉促者，表未解也。喘而汗出者，葛根黄芩黄连汤主之。（促，一作纵）（34）

葛根黄芩黄连汤

葛根（半斤）　甘草（炙，二两）　黄芩（三两）　黄连（三两）

上四味，以水八升，先煮葛根，减二升，纳诸药，煮取二升，去滓，分温再服。

炙甘草汤证

119. 伤寒，脉结代，心动悸，炙甘草汤主之。（177）

炙甘草汤

甘草（炙，四两）　生姜（切，三两）　人参（二两）　生地

黄（一斤）　桂枝（去皮，三两）　阿胶（二两）　麦门冬（去心，半升）　麻仁（半升）　大枣（擘，三十枚）

上九味，以清酒七升，水八升，先煮八味，取三升，去滓，纳胶，烊消尽，温服一升，日三服。一名复脉汤。

120. 脉按之来缓，时一止复来者，名曰结。又脉来动而中止，更来小数，中有还者反动，名曰结，阴也。脉来动而中止，不能自还，因而复动者，名曰代，阴也。得此脉者，必难治。（178）

防己地黄汤证

121. 防己地黄汤：治病如狂状，妄行，独语不休，无寒热，其脉浮。（金匮·中风历节病篇）

防己地黄汤

防己（一分）　桂枝（三分）　防风（三分）　甘草（二分）

上四味，以酒一杯，渍之一宿，绞取汁。生地黄二斤，哎咀，蒸之如斗米饭久，以铜器盛其汁，更绞地黄汁，和分再服。

阴虚外感

122. 少阴病，咳而下利谵语者，被火气劫故也，小便必难，以强责少阴汗也。（少阴病篇·284）

六、兼厥阴

麻黄升麻汤证

123. 伤寒六七日，大下后，寸脉沉而迟，手足厥逆，下部脉不至，喉咽不利，唾脓血，泄利不止者，为难治，麻黄升麻汤主之。（厥阴病篇·357）

麻黄升麻汤

麻黄（去节，二两半） 升麻（一两一分） 当归（一两一分） 知母（十八铢） 黄芩（十八铢） 葳蕤（一作菖蒲，十八铢） 芍药（六铢） 天门冬（去心，六铢） 桂枝（去皮，六铢） 茯苓（六铢） 甘草（炙，六铢） 石膏（碎，绵裹，六铢） 白术（六铢） 干姜（六铢）

上十四味，以水一斗，先煮麻黄一两沸，去上沫，纳诸药，煮取三升，去滓，分温三服。相去如炊三斗米顷，令尽，汗出愈。

【太阳误治】

124. 太阳病三日，已发汗，若吐，若下，若温针，仍不解者，此为坏病，桂枝不中与之也。观其脉证，知犯何逆，随证治之。（16）

一、误汗伤阳

桂枝加附子汤证

125. 太阳病，发汗，遂漏不止，其人恶风，小便难，四肢微急，难以屈伸者，桂枝加附子汤主之。（20）

桂枝加附子汤

桂枝（去皮，三两） 芍药（三两） 甘草（炙，三两） 生姜（切，三两） 大枣（擘，十二枚） 附子（炮，去皮，破八片，一枚）

上六味，以水七升，煮取三升，去滓，温服一升。

本云桂枝汤，今加附子。将息如前法。

四逆汤证

126. 伤寒，脉浮，自汗出，小便数，心烦，微恶寒，脚挛急，反与桂枝，欲攻其表，此误也，得之便厥。咽中干，烦躁，吐逆者，作甘草干姜汤与之，以复其阳。若厥愈足温者，更作芍药甘草汤与之，其脚即伸。若胃气不和，谵语者，少与调胃承气汤。若重发汗，复加烧针者，四逆汤主之。(29)

甘草干姜汤

甘草（炙，四两） 干姜（二两）

上二味，以水三升，煮取一升五合，去滓，分温再服。

芍药甘草汤

白芍药 甘草（炙）（各四两）

上二味，以水三升，煮取一升五合，去滓，分温再服。

调胃承气汤

大黄（去皮，清酒洗，四两） 甘草（炙，二两） 芒硝（半升）

上三味，以水三升，煮取一升，去滓，纳芒硝，更上火微煮令沸，少少温服之。

四逆汤

甘草（炙，二两） 干姜（一两半） 附子（生用，去皮，破八片，一枚）

上三味，以水三升，煮取一升二合，去滓，分温再服。强人可大附子一枚，干姜三两。

127. 问曰：证象阳旦，按法治之而增剧，厥逆，咽中干，两胫拘急而谵语。师曰：言夜半手足当温，两脚当伸。后如师言，何以知此？答曰：寸口脉浮而大，浮为风，大为虚，风则生微热，虚则两胫挛。病形象桂枝，因加附子参其间，增桂令汗出，附子温经，亡阳故也。厥逆，咽中干，烦躁，阳明内结，谵语烦乱，更饮甘草干姜汤，夜半阳气还，两足当热。胫尚微拘急，重与芍药甘草汤，尔乃胫伸。以承气汤微溏，则止其谵语。故知病可愈。（30）

芍药甘草附子汤证
128. 发汗，病不解，反恶寒者，虚故也，芍药甘草附子汤主之。（68）

芍药甘草附子汤
芍药　甘草（炙）（各三两）　附子（炮，去皮，破八片，一枚）
上三味，以水五升，煮取一升五合，去滓，分温三服。

二、误汗惊狂
惊狂病机
129. 师曰：病奔豚，有吐脓，有惊怖，有火邪，此四部病，皆从惊发得之。（金匮·奔豚气病篇）
130. 师曰：奔豚病，从少腹起，上冲咽喉，发作欲死，复还止，皆从惊恐得之。（金匮·奔豚气病篇）
131. 太阳伤寒者，加温针必惊也。（119）
132. 寸口脉动而弱，动即为惊，弱则为悸。（金匮·惊悸吐衄下血胸满瘀血病篇）

桂枝甘草汤证

133. 发汗过多，其人叉手自冒心，心下悸，欲得按者，桂枝甘草汤主之。(64)

桂枝甘草汤

桂枝（去皮，四两）　甘草（炙，二两）

上二味，以水三升，煮取一升，去滓，顿服。

桂枝甘草龙骨牡蛎汤证

134. 火逆下之，因烧针烦躁者，桂枝甘草龙骨牡蛎汤主之。(118)

桂枝甘草龙骨牡蛎汤

桂枝（去皮，一两）　甘草（炙，二两）　牡蛎（熬，二两）龙骨（二两）

上四味，以水五升，煮取二升半，去滓，温服八合，日三服。

桂枝去芍药加蜀漆牡蛎龙骨救逆汤证

135. 伤寒，脉浮，医以火迫劫之，亡阳，必惊狂，卧起不安者，桂枝去芍药加蜀漆牡蛎龙骨救逆汤主之。(112)

桂枝去芍药加蜀漆牡蛎龙骨救逆汤

桂枝（去皮，三两）　甘草（炙，二两）　生姜（切，三两）大枣（擘，十二枚）　牡蛎（熬，五两）　蜀漆（洗去腥，三两）　龙骨（四两）

上七味，以水一斗二升，先煮蜀漆，减二升，纳诸药，煮取三升，去滓，温服一升。

本云桂枝汤，今去芍药，加蜀漆、牡蛎、龙骨。

136. 疟多寒者，名曰牝疟，蜀漆散主之。（金匮·疟病篇）

蜀漆散

蜀漆（洗去腥）　云母（烧二日夜）　龙骨（等分）

上三味，杵为散，未发前，以浆水服半钱。温疟加蜀漆半分。临发时，服一钱匕。（一方云母作云实。）

137. 附《外台秘要》方，牡蛎汤：治牝疟。（金匮·疟病篇）

牡蛎汤

牡蛎（熬，四两）　麻黄（去节，四两）　甘草（二两）　蜀漆（三两）

上四味，以水八升，先煮蜀漆、麻黄，去上沫，得六升，纳诸药，煮取二升，温服一升。若吐，则勿更服。

误吐

138. 太阳病，当恶寒、发热，今自汗出，反不恶寒、发热，关上脉细数者，以医吐之过也。一二日吐之者，腹中饥，口不能食；三四日吐之者，不喜糜粥，欲食冷食，朝食暮吐。以医吐之所致也，此为小逆。（120）

139. 太阳病吐之，但太阳病当恶寒，今反不恶寒，不欲近衣，此为吐之内烦也。（121）

140. 病人脉数，数为热，当消谷引食，而反吐者，此以发汗，令阳气微，膈气虚，脉乃数也。数为客热，不能消谷，以胃中虚冷，故吐也。（122）

误下

141. 太阳病，先下而不愈，因复发汗，以此表里俱虚，其人因致冒，冒家汗出自愈。所以然者，汗出表和故也。里未和，然后复下之。（93）

142. 下之后，复发汗，必振寒，脉微细。所以然者，以内外俱虚故也。（60）

火攻误治

143. 形作伤寒，其脉不弦紧而弱。弱者必渴，被火必谵语。弱者发热脉浮，解之，当汗出愈。（113）

144. 太阳病，以火熏之，不得汗，其人必躁，到经不解，必清血，名为火邪。（114）

145. 微数之脉，慎不可灸，因火为邪，则为烦逆，追虚逐实，血散脉中，火气虽微，内攻有力，焦骨伤筋，血难复也。脉浮，宜以汗解，用火灸之，邪无从出，因火而盛，病从腰以下，必重而痹，名火逆也。欲自解者，必当先烦，烦乃有汗而解。何以知之？脉浮，故知汗出解。（116）

146. 脉浮热甚，而反灸之，此为实。实以虚治，因火而动，必咽燥吐血。（115）

147. 痉病有灸疮，难治。（金匮·痉湿暍病篇）

148. 太阳病二日，反躁，凡熨其背，而大汗出，大热入胃（一作二日内，烧瓦熨背，大汗出，火气入胃），胃中水竭，躁烦必发谵语。十余日，振栗，自下利者，此为欲解也。故其汗从腰以下不得汗，欲小便不得，反呕，欲失溲，足下恶风，大便鞕，小便当数，而反不数及不多，大便已，头卓然而痛，其人足心必热，谷气下流故也。（110）

149. 太阳病中风，以火劫发汗，邪风被火热，血气流溢，失其常度。两阳相熏灼，其身发黄。阳盛则欲衄，阴虚小便难。阴阳俱虚竭，身体则枯燥，但头汗出，剂颈而还，腹满微喘，口干咽烂，或不大便，久则谵语，甚者至哕，手足躁扰，捻衣摸床。小便利者，其人可治。（111）

卷五　辨太阳病脉证并治下

太阳类证

【结胸】

150. 问曰：病有结胸，有脏结，其状何如？答曰：按之痛，寸脉浮，关脉沉，名曰结胸也。（128）

151. 何谓脏结？答曰：如结胸状，饮食如故，时时下利，寸脉浮，关脉小细沉紧，名曰脏结。舌上白苔滑者，难治。（129）

152. 脏结无阳证，不往来寒热（一云，寒而不热），其人反静，舌上苔滑者，不可攻也。（130）

153. 病胁下素有痞，连在脐傍，痛引少腹，入阴筋者，此名脏结，死。（167）

154. 病发于阳，而反下之，热入因作结胸；病发于阴，而反下之（一作汗出），因作痞也。所以成结胸者，以下之太早故也。（131）

155. 太阳少阳并病，而反下之，成结胸，心下鞕，下利不止，水浆不下，其人心烦。（150）

156. 太阳病，二三日，不能卧，但欲起，心下必结，脉微弱者，此本有寒分也。反下之，若利止，必作结胸；未止者，四日复下之，此作协热利也。（139）

157. 太阳病，下之，其脉促（一作纵），不结胸者，此为欲解也。脉浮者，必结胸。脉紧者，必咽痛。脉弦者，必两胁拘急。脉细数者，头痛未止。脉沉紧者，必欲呕。脉沉滑者，协热利。脉浮

滑者，必下血。（140）

158. 结胸证，其脉浮大者，不可下，下之则死。（132）

159. 结胸证悉具，烦躁者亦死。（133）

大陷胸丸证

160. 结胸者，项亦强，如柔痉状，下之则和，宜大陷胸丸。（131）

大陷胸丸

大黄（半斤）　葶苈子（熬，半升）　芒硝（半升）　杏仁（去皮尖，熬黑，半升）

上四味，捣筛二味，纳杏仁、芒硝，合研如脂，和散，取如弹丸一枚，别捣甘遂末一钱匕、白蜜二合、水二升，煮取一升，温顿服之，一宿乃下，如不下，更服，取下为效，禁如药法。

大陷胸汤证

161. 太阳病，脉浮而动数，浮则为风，数则为热，动则为痛，数则为虚。头痛发热，微盗汗出，而反恶寒者，表未解也。医反下之，动数变迟，膈内拒痛（一云头痛即眩），胃中空虚，客气动膈，短气躁烦，心中懊憹，阳气内陷，心下因鞕，则为结胸，大陷胸汤主之。若不结胸，但头汗出，余处无汗，剂颈而还，小便不利，身必发黄。（134）

大陷胸汤

大黄（去皮，六两）　芒硝（一升）　甘遂（一钱匕）

上三味，以水六升，先煮大黄，取二升，去滓；纳芒硝，煮一两沸；纳甘遂末，温服一升。得快利，止后服。

162. 伤寒六七日，结胸热实，脉沉而紧，心下痛，按之石鞕者，大陷胸汤主之。（135）

163. 伤寒十余日，热结在里，复往来寒热者，与大柴胡汤。但结胸，无大热者，此为水结在胸胁也。但头微汗出者，大陷胸汤主之。（136）

164. 太阳病，重发汗而复下之，不大便五六日，舌上燥而渴，日晡所小有潮热（一云日晡所发，心胸大烦），从心下至少腹鞕满而痛不可近者，大陷胸汤主之。（137）

十枣汤证

165. 太阳中风，下利呕逆，表解者，乃可攻之。其人漐漐汗出，发作有时，头痛，心下痞鞕满，引胁下痛，干呕短气，汗出不恶寒者，此表解里未和也，十枣汤主之。（152）

十枣汤

芫花（熬）　甘遂　大戟

上三味等分，各别捣为散，以水一升半，先煮大枣肥者十枚，取八合，去滓，纳药末，强人服一钱匕，羸人服半钱，温服之，平旦服。若下少，病不除者，明日更服，加半钱，得快下利后，糜粥自养。

166. 脉沉而弦者，悬饮内痛。（金匮·痰饮咳嗽病篇）

167. 病悬饮者，十枣汤主之。（金匮·痰饮咳嗽病篇）

168. 咳家，其脉弦，为有水，十枣汤主之。（金匮·痰饮咳嗽病篇）

169. 夫有支饮家，咳烦，胸中痛者，不卒死，至一百日或一岁，宜十枣汤。（金匮·痰饮咳嗽病篇）

葶苈大枣泻肺汤证

170. 支饮不得息，葶苈大枣泻肺汤主之。（金匮·痰饮咳嗽病篇）

葶苈大枣泻肺汤

葶苈（熬令黄色，捣丸如弹子大）　大枣（十二枚）

上先以水三升，煮枣取二升，去枣、纳葶苈，煮取一升，顿服。

小陷胸汤证

171. 小结胸病，正在心下，按之则痛，脉浮滑者，小陷胸汤主之。（138）

小陷胸汤

黄连（一两）　半夏（洗，半升）　栝蒌实（大者一枚）

上三味，以水六升，先煮栝蒌，取三升，去滓，纳诸药，煮取二升，去滓，分温三服。

阳微结

172. 伤寒五六日，头汗出，微恶寒，手足冷，心下满，口不欲食，大便鞕，脉细者，此为阳微结，必有表，复有里也。脉沉，亦在里也。汗出为阳微；假令纯阴结，不得复有外证，悉入在里，此为半在里半在外也。脉虽沉紧，不得为少阴病。所以然者，阴不得有汗，今头汗出，故知非少阴也，可与小柴胡汤。设不了了者，得屎而解。（148）

【热入血室】

173. 妇人中风，发热恶寒，经水适来，得之七八日，热除而脉

迟身凉，胸胁下满，如结胸状，谵语者，此为热入血室也，当刺期门，随其实而取之。（143）（金匮·妇人杂病篇同）

174. 妇人中风，七八日续得寒热，发作有时，经水适断者，此为热入血室，其血必结，故使如疟状，发作有时，小柴胡汤主之。（144）（金匮·妇人杂病篇同）

175. 妇人伤寒，发热，经水适来，昼日明了，暮则谵语，如见鬼状者，此为热入血室，无犯胃气及上二焦，必自愈。（145）（金匮·妇人杂病篇同）

【痞】

176. 脉浮而紧，而复下之，紧反入里，则作痞。按之自濡，但气痞耳。（151）

177. 太阳病，医发汗，遂发热恶寒，因复下之，心下痞，表里俱虚，阴阳气并竭。无阳则阴独，复加烧针，因胸烦，面色青黄，肤瞤者，难治；今色微黄，手足温者，易愈。（153）

178. 伤寒吐下后，发汗，虚烦，脉甚微，八九日心下痞鞕，胁下痛，气上冲咽喉，眩冒，经脉动惕者，久而成痿。（160）

179. 本以下之，故心下痞，与泻心汤。痞不解，其人渴而口燥烦，小便不利者，五苓散主之。（一方云，忍之一日乃愈。）（156）

半夏泻心汤证

180. 伤寒五六日，呕而发热者，柴胡汤证具，而以他药下之，柴胡证仍在者，复与柴胡汤。此虽已下之，不为逆，必蒸蒸而振，却发热汗出而解。若心下满而鞕痛者，此为结胸也，大陷胸汤主之。但满而不痛者，此为痞，柴胡不中与之，宜半夏泻心汤。（149）

半夏泻心汤

半夏（洗，半升）　黄芩　干姜　人参　甘草（炙）（各三两）

黄连（一两）　大枣（擘，十二枚）

上七味，以水一斗，煮取六升，去滓，再煎取三升，温服一升，日三服。（一方用半夏一升。）

181. 呕而肠鸣，心下痞者，半夏泻心汤主之。（金匮·呕吐哕下利病篇）

生姜泻心汤证

182. 伤寒，汗出解之后，胃中不和，心下痞鞕，干噫食臭，胁下有水气，腹中雷鸣下利者，生姜泻心汤主之。（157）

生姜泻心汤

生姜（切，四两）　甘草（炙，三两）　人参（三两）　干姜（一两）　黄芩（三两）　半夏（洗，半升）　黄连（一两）　大枣（擘，十二枚）

上八味，以水一斗，煮取六升，去滓，再煎取三升，温服一升，日三服。

附子泻心汤，本云加附子，半夏泻心汤、甘草泻心汤，同体别名耳。

生姜泻心汤，本云理中人参黄芩汤，去桂枝、术，加黄连，并泻肝法。

甘草泻心汤证

183. 伤寒中风，医反下之，其人下利日数十行，谷不化，腹中雷鸣，心下痞鞕而满，干呕心烦不得安。医见心下痞，谓病不尽，

复下之，其痞益甚。此非结热，但以胃中虚，客气上逆，故使鞕也，甘草泻心汤主之。（158）

甘草泻心汤

甘草（炙，四两）　　黄芩（三两）　　干姜（三两）　　半夏（洗，半升）　　大枣（擘，十二枚）　　黄连（一两）

上六味，以水一斗，煮取六升，去滓，再煎取三升，温服一升，日三服。

（臣亿等谨按：上生姜泻心汤法，本云理中人参黄芩汤，今详泻心以疗痞。痞气因发阴而生，是半夏、生姜、甘草泻心三方，皆本于理中也，其方必各有人参。

今甘草泻心中无者，脱落之也。又按《千金》并《外台秘要》，治伤寒䘌食，用此方，皆有人参，知脱落无疑。）

184. 狐惑之为病，状如伤寒，默默欲眠，目不得闭，卧起不安，蚀于喉为惑，蚀于阴为狐，不欲饮食，恶闻食臭，其面目乍赤、乍黑、乍白。蚀于上部则声喝（一作嗄），甘草泻心汤主之。（金匮·百合狐惑阴阳毒病篇）

甘草泻心汤

甘草（四两）　　黄芩　　人参　　干姜（各三两）　　黄连（一两）大枣（十二枚）　　半夏（半升）

上七味，水一斗，煮取六升，去滓，再煎，温服一升，日三服。

黄连汤证

185. 伤寒胸中有热，胃中有邪气，腹中痛，欲呕吐者，黄连汤主之。（173）

黄连汤

黄连（三两） 甘草（炙，三两） 干姜（三两） 桂枝（去皮，三两） 人参（二两） 半夏（洗，半升） 大枣（擘，十二枚）

上七味，以水一斗，煮取六升，去滓，温服，昼三夜二。

《外台》黄芩汤证

186.《外台》黄芩汤：治干呕下利。（金匮·呕吐哕下利病篇）

黄芩汤

黄芩 人参 干姜（各三两） 桂枝（一两） 大枣（十二枚） 半夏（半升）

上六味，以水七升，煮取三升，温分三服。

干姜黄芩黄连人参汤证

187. 伤寒本自寒下，医复吐下之，寒格更逆吐下，若食入口即吐，干姜黄芩黄连人参汤主之。（359）

干姜黄芩黄连人参汤

干姜 黄芩 黄连 人参（各三两）

上四味，以水六升，煮取二升，去滓，分温再服。

大黄黄连泻心汤证

188. 心下痞，按之濡，其脉关上浮者，大黄黄连泻心汤主之。（154）

大黄黄连泻心汤

大黄（二两） 黄连（一两）

上二味，以麻沸汤二升渍之，须臾绞去滓，分温再服。

臣亿等看详，大黄黄连泻心汤，诸本皆二味，又后附子泻心汤，用大黄、黄连、黄芩、附子，恐是前方中亦有黄芩，后但加附子也，故后云附子泻心汤，本云加附子也。

189. 伤寒大下后，复发汗，心下痞，恶寒者，表未解也。不可攻痞，当先解表，表解乃可攻痞。解表宜桂枝汤，攻痞宜大黄黄连泻心汤。（164）

泻心汤证
190. 心气不足，吐血，衄血，泻心汤主之。（亦治霍乱。）（金匮·惊悸吐血下血胸满瘀血病篇）

泻心汤

大黄（二两）　黄连　黄芩（各一两）

上三味，以水三升，煮取一升，顿服之。

附子泻心汤证
191. 心下痞，而复恶寒汗出者，附子泻心汤主之。（155）

附子泻心汤

大黄（二两）　黄连（一两）　黄芩（一两）　附子（炮，去皮，破，别煮取汁，一枚）

上四味，切三味，以麻沸汤二升渍之，须臾绞去滓，内附子汁，分温再服。

旋覆代赭汤证

192. 伤寒发汗，若吐若下，解后心下痞鞕，噫气不除者，旋覆代赭汤主之。（161）

旋覆代赭汤

旋覆花（三两）　人参（二两）　生姜（五两）　代赭（一两）　甘草（炙，三两）　半夏（洗，半升）　大枣（擘，十二枚）

上七味，以水一斗，煮取六升，去滓，再煎取三升。温服一升，日三服。

赤石脂禹余粮汤证

193. 伤寒服汤药，下利不止，心下痞鞕，服泻心汤已，复以他药下之，利不止，医以理中与之，利益甚。理中者，理中焦，此利在下焦，赤石脂禹余粮汤主之。复不止者，当利其小便。（159）

赤石脂禹余粮汤

赤石脂（碎，一斤）　太一禹余粮（碎，一斤）

上二味，以水六升，煮取二升，去滓，分温三服。

瓜蒂散证

194. 病如桂枝证，头不痛，项不强、寸脉微浮，胸中痞鞕，气上冲喉咽，不得息者，此为胸有寒也。当吐之，宜瓜蒂散。（166）

瓜蒂散

瓜蒂（熬黄，一分）　赤小豆（一分）

上二味，各别捣筛，为散已，合治之，取一钱匕，以香豉一合，用热汤七合，煮作稀糜，去滓，取汁和散，温顿服之。不吐者，少少加，得快吐乃止。诸亡血虚家，不可与瓜蒂散。

195. 太阳中暍，身热疼重而脉微弱，此以夏月伤冷水，水行皮中所致也，一物瓜蒂汤主之。（金匮·痉湿暍病篇）

一物瓜蒂汤
瓜蒂（二七个）
上剉，以水一升，煮取五合，去滓，顿服。

【黄疸】

麻黄连轺赤小豆汤证
196. 伤寒瘀热在里，身必黄，麻黄连轺赤小豆汤主之。（262）

麻黄连轺赤小豆汤
麻黄（去节，二两）　连轺（连翘根是，二两）　杏仁（去皮尖，四十个）　赤小豆（一升）　大枣　（擘，十二枚）　生梓白皮（切，一升）　生姜（切，二两）　甘草（炙，二两）
上八味，以潦水一斗，先煮麻黄再沸，去上沫，纳诸药，煮取三升，去滓，分温三服，半日服尽。

197.《千金》麻黄醇酒汤　治黄疸。（金匮·黄疸病篇）

麻黄（三两）
上一味，以美清酒五升，煮取二升半，顿服尽。冬月用酒，春月用水煮之。

【风湿】

表虚

桂枝附子汤证

198. 伤寒八九日，风湿相抟，身体疼烦，不能自转侧，不呕，不渴，脉浮虚而涩者，桂枝附子汤主之。若其人大便鞕（一云脐下心下鞕），小便自利者，去桂加白术汤主之。（174）（金匮·痉湿暍病篇同《金匮要略》中去桂加白术汤剂量减半，名白术附子汤。煎煮法改为"以水三升，煮取水一升"）

桂枝附子汤

桂枝（去皮，四两）　附子（炮，去皮，破，三枚）　生姜（切，三两）　大枣（擘，十二枚）　甘草（炙，二两）

上五味，以水六升，煮取二升，去滓，分温三服。

去桂加白术汤

附子（炮，去皮，破，三枚）　白术（四两）　生姜（切，三两）　甘草（炙，二两）　大枣（擘，十二枚）

上五味，以水六升，煮取二升，去滓，分温三服。初一服，其人身如痹，半日许复服之，三服都尽，其人如冒状，勿怪，此以附子、术，并走皮内，逐水气未得除，故使之耳。法当加桂四两。此本一方二法，以大便鞕，小便自利，去桂也；以大便不鞕，小便不利，当加桂。附子三枚恐多也，虚弱家及产妇，宜减服之。

甘草附子汤证

199. 风湿相抟，骨节疼烦，掣痛不得屈伸，近之则痛剧，汗出

短气，小便不利，恶风不欲去衣，或身微肿者，甘草附子汤主之。（175）（金匮·痉湿暍病篇同）

甘草附子汤

甘草（炙，二两）　附子（炮，去皮，破，二枚）　白术（二两）　桂枝（去皮，四两）

上四味，以水六升，煮取三升，去滓，温服一升，日三服。初服得微汗则解，能食，汗止复烦者，将服五合，恐一升多者，宜服六七合为始。

枝芍药知母汤证

200. 寸口脉沉而弱，沉即主骨，弱即主筋，沉即为肾，弱即为肝。汗出入水中，如水伤心，历节黄汗出，故曰历节。（金匮·中风历节病篇）

201. 趺阳脉浮而滑，滑则谷气实，浮则汗自出。（金匮·中风历节病篇）

202. 少阴脉浮而弱，弱则血不足，浮则为风，风血相搏，即疼痛如掣。（金匮·中风历节病篇）

203. 盛人脉涩小，短气，自汗出，历节疼，不可屈伸，此皆饮酒汗出当风所致。（金匮·中风历节病篇）

204. 味酸则伤筋，筋伤则缓，名曰泄。咸则伤骨，骨伤则痿，名曰枯。枯泄相搏，名曰断泄。荣气不通，卫不独行，荣卫俱微，三焦无所御，四属断绝，身体羸瘦，独足肿大，黄汗出，胫冷。假令发热，便为历节也。（金匮·中风历节病篇）

205. 诸肢节疼痛，身体魁羸，脚肿如脱，头眩短气，温温欲吐，桂枝芍药知母汤主之。（金匮·中风历节病篇）

桂枝芍药知母汤

桂枝（四两）　芍药（三两）　甘草（二两）　麻黄（二两）
生姜（五两）　白术（五两）　知母（四两）　防风（四两）
附子（炮，二两）

上九味，以水七升，煮取二升，温服七合，日三服。

乌头汤证

206. 病历节，不可屈伸，疼痛，乌头汤主之。（金匮·中风历
节病篇）

207. 乌头汤：治脚气疼痛，不可屈伸。（金匮·中风历节病篇）

乌头汤

麻黄　芍药　黄芪（各三两）　甘草（炙，三两）　川乌（㕮
咀，以蜜二升，煎取一升，即出乌头，五枚）

上五味，㕮咀四味，以水三升，煮取一升，去滓，纳蜜煎中，
更煎之，服七合。不知，尽服之。

防己黄芪汤证

208. 风湿，脉浮，身重，汗出，恶风者，防己黄芪汤主之。（金匮·
痉湿暍病篇）

防己黄芪汤

防己（一两）　甘草（炒，半两）　白术（七钱半）　黄芪
（去芦，一两一分）

上剉麻豆大，每抄五钱匕，生姜四片，大枣一枚，水盏半，煎
八分，去滓，温服，良久再服。喘者，加麻黄半两；胃中不和者，
加芍药三分；气上冲者，加桂枝三分；下有陈寒者，加细辛三分。
服后当如虫行皮中，从腰下如冰，后坐被上，又以一被绕腰下，温

令微汗，瘥。

209. 风水，脉浮身重，汗出恶风者，防己黄芪汤主之。腹痛加芍药。（金匮·水气病篇）

210.《外台》防己黄芪汤：治风水，脉浮为在表，其人或头汗出，表无他病，病者但下重，从腰以上为和，腰以下当肿及阴，难以屈伸。《金匮·水气病篇》

表实

麻黄加术汤证

211. 湿家身烦疼，可与麻黄加术汤发其汗为宜，慎不可以火攻之。（金匮·痉湿暍病篇）

麻黄加术汤

麻黄（去节，三两）　桂枝（去皮，二两）　甘草（炙，二两）　杏仁（去皮尖，七十个）　白术（四两）

上五味，以水九升，先煮麻黄，减二升，去上沫，纳诸药，煮取二升半，去滓，温服八合，覆取微似汗。

麻黄杏仁薏苡甘草汤证

212. 病者一身尽疼，发热，日晡所剧者，名风湿。此病伤于汗出当风，或久伤取冷所致也。可与麻黄杏仁薏苡甘草汤。（金匮·痉湿暍病篇）

麻黄杏仁薏苡甘草汤

麻黄（去节，汤泡，半两）　甘草（炙，一两）　薏苡仁（半

两）　杏仁（去皮尖，炒，十个）

上剉麻豆大，每服四钱匕，水盏半，煮八分，去滓，温服，有微汗，避风。

【风水】

213. 太阳病，脉浮而紧，法当骨节疼痛，反不疼，身体反重而酸，其人不渴，汗出即愈，此为风水。恶寒者，此为极虚，发汗得之。渴而不恶寒者，此为皮水。身肿而冷，状如周痹，胸中窒，不能食，反聚痛，暮躁不得眠，此为黄汗，痛在骨节。咳而喘，不渴者，此为肺胀，其状如肿，发汗即愈。然诸病此者，渴而下利，小便数者，皆不可发汗。（金匮·水气病篇）

214. 脉浮而洪，浮则为风，洪则为气，风气相搏，风强则为隐疹，身体为痒，痒为泄风，久为痂癞。气强则为水，难以俯仰。风气相击，身体红肿，汗出乃愈，恶风则虚，此为风水。不恶风者，小便通利，上焦有寒，其口多涎，此为黄汗。（金匮·水气病篇）

越婢汤证

215. 风水，恶风，一身悉肿，脉浮不渴，续自汗出，无大热，**越婢汤主之**。（金匮·水气病篇）

越婢汤
麻黄（六两）　石膏（半斤）　生姜（三两）　大枣（十五枚）　甘草（二两）

上五味，以水六升，先煮麻黄，去上沫，纳诸药，煮取三升，分温三服。恶风者，加附子一枚，炮；风水，加术四两。（《古今录验》）

216. 里水，越婢加术汤主之；甘草麻黄汤亦主之。（金匮·水气病篇）

甘草麻黄汤

甘草（二两）　麻黄（四两）

上二味，以水五升，先煮麻黄，去上沫，纳甘草，煮取三升，温服一升，重覆汗出，不汗，再服，慎风寒。

防己茯苓汤证

217. 皮水为病，四肢肿，水气在皮肤中，四肢聂聂动者，防己茯苓汤主之。（金匮·水气病篇）

防己茯苓汤

防己（三两）　黄芪（三两）　桂枝（三两）　茯苓（六两）

甘草（二两）

上五味，以水六升，煮取二升，分温三服。

【痉】

218. 太阳病，发热，脉沉而细者，名曰痉，为难治。（金匮·痉湿暍病篇）

219. 夫痉脉，按之紧如弦，直上下行。（一作：筑筑而弦。《脉经》云：痉家其脉伏坚，直上下。）（金匮·痉湿暍病篇）

220. 病者身热足寒，颈项强急，恶寒，时头热，面赤目赤，独头动摇，卒口噤，背反张者，痉病也。若发其汗者，寒湿相得，其表益虚，即恶寒甚。发其汗已，其脉如蛇。一云其脉洊。（金匮·痉湿暍病篇）

221. 暴腹胀大者，为欲解，脉如故，反伏弦者，痉。（金匮·痉湿暍病篇）

222. 太阳病，发热无汗，反恶寒者，名曰刚痉。（金匮·痉湿暍病篇）

223. 太阳病，发热汗出而不恶寒，名曰柔痉。（金匮·痉湿暍病篇）

224. 太阳病，发汗太多，因致痉。（金匮·痉湿暍病篇）

225. 夫风病下之则痉，复发汗，必拘急。（金匮·痉湿暍病篇）

226. 师曰：病跌蹶，其人但能前，不能却，刺腨入二寸，此太阳经伤也。（金匮·跌蹶手指臂肿转筋阴狐疝蛔虫病篇）

栝蒌桂枝汤证

227. 太阳病，其证备，身体强，几几然，脉反沉迟，此为痉，栝蒌桂枝汤主之。（金匮·痉湿暍病篇）

栝蒌桂枝汤

栝蒌根（二两）　桂枝（三两）　芍药（三两）　甘草（二两）　生姜（三两）　大枣（十二枚）

上六味，以水九升，煮取三升，分温三服，取微汗。汗不出，食顷，啜热粥发之。

桂枝加葛根汤证

228. 太阳病，项背强几几，反汗出恶风者，桂枝加葛根汤主之。（14）

桂枝加葛根汤

葛根（四两）　麻黄（去节，三两）　芍药（二两）　生姜

（切，三两）　　甘草（炙，二两）　　大枣（擘，十二枚）　　桂枝（去皮，二两）

上七味，以水一斗，先煮麻黄、葛根，减二升，去上沫，纳诸药，煮取三升，去滓。温服一升，覆取微似汗，不须啜粥，余如桂枝法将息及禁忌。（臣亿等谨按：仲景本论，太阳中风自汗用桂枝，伤寒无汗用麻黄，今证云汗出恶风，而方中有麻黄，恐非本意也。第三卷有葛根汤证，云无汗，恶风，正与此方同，是合用麻黄也。此云桂枝加葛根汤，恐是桂枝中但加葛根耳。）

葛根汤证

229. 太阳病，无汗而小便反少，气上冲胸，口噤不得语，欲作刚痉。葛根汤主之。（金匮·痉湿暍病篇）

葛根汤

葛根（四两）　　麻黄（去节，三两）　　桂枝（去皮，三两）　芍药（二两）　　甘草（炙，二两）　　生姜（三两）　　大枣（十二枚）

上七味，吹咀，以水七升，先煮麻黄、葛根，减二升，去沫，纳诸药，煮取三升，去滓，温服一升，覆取微似汗，不须啜粥，余如桂枝汤法将息及禁忌。

【中风】

230. 夫风之为病，当半身不遂，或但臂不遂者，此为痹。脉微而数，中风使然。（金匮·中风历节病篇）

231. 寸口脉浮而紧，紧则为寒，浮则为虚，寒虚相搏，邪在皮肤；浮者血虚，络脉空虚，贼邪不泻，或左或右，邪气反缓，正气即急，正气引邪，喝僻不遂。邪在于络，肌肤不仁；邪在于经，即重不胜；邪入于腑，即不识人；邪入于脏，舌即难言，口吐涎。（金匮·中风历节病篇）

232. 寸口脉迟而缓，迟则为寒，缓则为虚，荣缓则为亡血，卫缓则为中风。邪气中经，则身痒而瘾疹，心气不足，邪气入中，则胸满而短气。（金匮·中风历节病篇）

风引汤证

233. 风引汤：除热瘫痫。（金匮·中风历节病篇）

风引汤

大黄 干姜 龙骨（各四两） 桂枝（三两） 甘草 牡蛎（各二两） 寒水石 滑石赤石脂 白石脂 紫石英 石膏（各六两）

上十二味，杵，粗筛，以韦囊盛之。取三指撮，井花水三升，煮三沸，温服一升。

（治大人风引，少小惊痫瘈疭，日数十发，医所不疗，除热方。巢氏云：脚气宜风引汤。）

续命汤证

234.《古今录验》续命汤：治中风痱，身体不能自收，口不能言，冒昧不知痛处，或拘急不得转侧。（姚云：与大续命同，兼治妇人产后去血者，及老人、小儿。）（金匮·中风历节病篇）

续命汤

麻黄 桂枝 当归 人参 石膏 干姜 甘草（各三两） 川芎（一两） 杏仁（四十枚）

上九味，以水一斗，煮取四升，温服一升，当小汗，薄覆脊，凭几坐，汗出则愈。不汗，更服，无所禁，勿当风。并治但伏不得卧，咳逆上气，面目浮肿。

三黄汤证

235.《千金》三黄汤：治中风，手足拘急，百节疼痛，烦热心乱，恶寒，经日不欲饮食。（金匮·中风历节病篇）

三黄汤

麻黄（五分）　独活（四分）　细辛（二分）　黄芪（二分）
黄芩（三分）

上五味，以水六升，煮取二升，分温三服。一服小汗，二服大汗。

心热加大黄二分，腹满加枳实一枚，气逆加人参三分，悸加牡蛎三分，渴加栝蒌根三分，先有寒加附子一枚。

越婢加术汤证

236.《千金》越婢加术汤：治肉极热，则身体津脱，腠理开，汗大泄，厉风气，下焦脚弱。（金匮·中风历节病篇）

越婢加术汤

麻黄（六两）　石膏（半斤）　生姜（三两）　甘草（二两）
白术（四两）　大枣（十五枚）

上六味，以水六升，先煮麻黄，去上沫，纳诸药，煮取三升，分温三服。

恶风加附子一枚，炮。

237. 里水者，一身面目黄肿，其脉沉，小便不利，故令病水。假如小便自利，此亡津液，故令渴也。越婢加术汤主之。（金匮·水气病篇）

【黄汗】

黄芪芍药桂枝苦酒汤证

238. 问曰：黄汗之为病，身体肿，（一作重）发热汗出而渴，状如风水，汗沾衣，色正黄如柏汁，脉自沉，何从得之？师曰：以汗出入水中浴，水从汗孔入得之，宜芪芍桂酒汤主之。（金匮·水气病篇）

黄芪芍药桂枝苦酒汤
黄芪（五两）　芍药（三两）　桂枝（三两）
上三味，以苦酒一升，水七升，相和，煮取三升，温服一升，当心烦，服至六七日乃解。若心烦不止者，以苦酒阻故也。（一方用美酒醯代苦酒。）

桂枝加黄芪汤证

239. 黄汗之病，两胫自冷；假令发热，此属历节。食已汗出，又身常暮卧盗汗出者，此劳气也。若汗出已，反发热者，久久其身必甲错；发热不止者，必生恶疮。若身重，汗出已辄轻者，久久必身眴，眴即胸中痛，又从腰以上必汗出，下无汗，腰髋弛痛，如有物在皮中状，剧者不能食，身疼重，烦躁，小便不利，此为黄汗，桂枝加黄芪汤主之。（金匮·水气病篇）

桂枝加黄芪汤

桂枝　芍药（各三两）　甘草（二两）　生姜（三两）　大枣（十二枚）　黄芪（二两）

上六味，以水八升，煮取三升，温服一升，须臾饮热稀粥一升余，以助药力，温服取微汗；若不汗，更服。

【肺病】

射干麻黄汤证

240. 咳而上气，喉中水鸡声，射干麻黄汤主之。（金匮·肺痿肺痈咳嗽上气病篇）

射干麻黄汤

射干（十三枚，一法三两）　麻黄（四两）　生姜（四两）　细辛　紫菀　款冬花（各三两）　五味子（半升）　大枣（七枚）　半夏（大者，洗，八枚，一法半升）

上九味，以水一斗二升，先煮麻黄两沸，去上沫，纳诸药，煮取三升，分温三服。

241. 上气面浮肿，肩息，其脉浮大，不治；又加利尤甚。（金匮·肺痿肺痈咳嗽上气病篇）

242. 上气喘而躁者，属肺胀，欲作风水，发汗则愈。（金匮·肺痿肺痈咳嗽上气病篇）

越婢加半夏汤证

243. 咳而上气，此为肺胀。其人喘，目如脱状，脉浮大者，越婢加半夏汤主之。（金匮·肺痿肺痈咳嗽上气病篇）

越婢加半夏汤

麻黄（六两）　石膏（半斤）　生姜（三两）　大枣（十五枚）　甘草（二两）　半夏（半升）

上六味，以水六升，先煮麻黄，去上沫，纳诸药，煮取三升，分温三服。

厚朴麻黄汤证

244. 咳而脉浮者，**厚朴麻黄汤**主之。（金匮·肺痿肺痈咳嗽上气病篇）

厚朴麻黄汤

厚朴（五两）　麻黄（四两）　石膏（如鸡子大）　杏仁（半升）　半夏（半升）　干姜（二两）　细辛（二两）　小麦（一升）　五味子（半升）

上九味，以水一斗二升，先煮小麦熟，去滓，纳诸药，煮取三升，温服一升，日三服。

泽漆汤证

245. 脉沉者，**泽漆汤**主之。（金匮·肺痿肺痈咳嗽上气病篇）

泽漆汤

半夏（半升）　紫参（五两，一作紫菀）　泽漆（三斤，以东流水五斗，煮取一斗五升）　生姜（五两）　白前（五两）　甘草　黄芩　人参　桂枝（各三两）

上九味，㕮咀，纳泽漆汁中，煮取五升，温服五合，至夜尽。

246. 下利肺（腹）痛，**紫参汤**主之。（金匮·呕吐哕下利病

篇）

紫参汤

紫参（半斤）　甘草（三两）

上二味，以水五升，先煮紫参，取二升，纳甘草，煮取一升半，分温三服。

皂荚丸证

247. 咳逆上气，时时吐（唾）浊，但坐不得眠，皂荚丸主之。（金匮·肺痿肺痈咳嗽上气病篇）

皂荚丸

皂荚（刮去皮，用酥炙，八两）

上一味，末之，蜜丸梧子大，以枣膏和汤服三丸，日三夜一服。

【肺痈】

248. 问曰：病咳逆，脉之何以知此为肺痈？当有脓血，吐之则死，其脉何类？师曰：寸口脉微而数，微则为风，数则为热；微则汗出，数则恶寒。风中于卫，呼气不入；热过于荣，吸而不出。风伤皮毛，热伤血脉，风舍于肺，其人则咳，口干喘满，咽燥不渴，多唾浊沫，时时振寒。热之所过，血为之凝滞，蓄结痈脓，吐如米粥。始萌可救，脓成则死。（金匮·肺痿肺痈咳嗽上气病篇）

249. 凡服桂枝汤吐者，其后必吐脓血也。（19）

250. 夫呕家有痈脓，不可治呕，脓尽自愈。（金匮·呕吐哕下利病篇）

251. 咳而胸满，振寒脉数，咽干不渴，时出浊唾腥臭，久久吐

脓如米粥者，为肺痈，桔梗汤主之。（金匮·肺痿肺痈咳嗽上气病篇）

桔梗汤

桔梗（一两）　甘草（二两）

上二味，以水三升，煮取一升，分温再服，则吐脓血也。

252. 排脓散（金匮·疮痈肠痈浸淫病篇）

枳实（十六枚）　芍药（六分）　桔梗（二分）

上三味，杵为散，取鸡子黄一枚，以药散与鸡黄相等，揉和令相得，饮和服之，日一服。

253. 排脓汤（金匮·疮痈肠痈浸淫病篇）

甘草（二两）　桔梗（三两）　生姜（一两）　大枣（十枚）

上四味，以水三升，煮取一升，温服五合，日再服。

254.《千金》苇茎汤：治咳有微热，烦满，胸中甲错，是为肺痈。（金匮·肺痿肺痈咳嗽上气病篇）

苇茎汤

苇茎（二升）　薏苡仁（半升）　桃仁（五十枚）　瓜瓣（半斤）

上四味，以水一斗，先煮苇茎，得五升，去滓，纳诸药，煮取二升，服一升，再服，当吐如脓。

255. 肺痈，喘不得卧，葶苈大枣泻肺汤主之。（金匮·肺痿肺痈咳嗽上气病篇）

256. 肺痈，胸满胀，一身面目浮肿，鼻塞清涕出，不闻香臭酸

辛，咳逆上气，喘鸣迫塞，**葶苈大枣泻肺汤主之**。（金匮·肺痿肺痈咳嗽上气病篇）

葶苈大枣泻肺汤

葶苈（熬令黄色，捣丸如弹丸大）　大枣十二枚

上先以水三升，煮枣取二升，去枣，纳葶苈，煮取一升，顿服。

卷六　辨少阳病脉证并治

【少阳概论】

一、少阳病脉证提纲

257. 少阳之为病，口苦、咽干、目眩也。（263）

258. 少阳中风，两耳无所闻，目赤，胸中满而烦者，不可吐下，吐下则悸而惊。（264）

259. 伤寒，脉弦细，头痛，发热者，属少阳。少阳不可发汗，发汗则谵语，此属胃。胃和则愈，胃不和，烦而悸。（一云躁。）（265）

260. 寸口脉弦者，即胁下拘急而痛，其人啬啬恶寒也。（金匮·腹满寒疝宿食病篇）

二、少阳传经

261. 伤寒三日，三阳为尽，三阴当受邪，其人反能食而不呕，此为三阴不受邪也。（少阳病·270）

262. 伤寒三日，少阳脉小者，欲已也。（271）

263. 少阳病欲解时，从寅至辰上。（272）

【少阳在经】

264. 少阴病，四逆，其人或欬，或悸，或小便不利，或腹中痛，或泄利下重者，四逆散主之。（少阴病篇·318）

四逆散

甘草（炙）　　枳实（破，水渍，炙干）　　柴胡　芍药

上四味，各十分，捣筛，白饮和服方寸匕，日三服。

欬者，加五味子、干姜各五分，并主下利；悸者，加桂枝五分；小便不利者，加茯苓五分；腹中痛者，加附子一枚，炮令坼；泄利下重者，先以水五升，煮薤白三升，煮取三升，去滓，以散三方寸匕，纳汤中，煮取一升半，分温再服。

【少阳在腑】

265. 太阳少阳并病，心下鞕，颈项强而眩者，当刺大椎、肺俞、肝俞，慎勿下之。（太阳病篇·171）

黄芩汤证

266. 太阳与少阳合病，自下利者，与黄芩汤；若呕者，黄芩加半夏生姜汤主之。（太阳病篇·172）

黄芩汤

黄芩（三两）　　芍药（二两）　　甘草（炙，二两）　　大枣（擘，十二枚）

上四味，以水一斗，煮取三升，去滓，温服一升，日再，夜一服。

黄芩加半夏生姜汤

黄芩（三两）　　芍药（二两）　　甘草（炙，二两）　　大枣（擘，十二枚）　半夏（洗，半升）　　生姜（切，一两半，一方三两）

上六味，以水一斗，煮取三升，去滓，温服一升，日再，夜一服。

267. 干呕而利者，黄芩加半夏生姜汤主之。（金匮·呕吐哕下利病篇）

268. 下利，脉反弦，发热，身汗者，自愈。（金匮·呕吐哕下利病篇）

三物黄芩汤证

269.《千金》三物黄芩汤：治妇人在草蓐，自发露得风，四肢苦烦热。头痛者，与小柴胡汤。头不痛，但烦者，此汤主之。（金匮·妇人产后病篇）

三物黄芩汤
黄芩（一两）　苦参（二两）　干地黄（四两）
上三味，以水八升，煮取二升，温服一升，多吐下虫。

奔豚汤证

270. 奔豚，气上冲胸，腹痛，往来寒热，奔豚汤主之。（金匮·奔豚气病篇）

奔豚汤
甘草　川芎　当归（各二两）　半夏（四两）　黄芩（二两）
生葛（五两）　芍药（二两）　生姜（四两）　甘李根白皮（一升）
上九味，以水二斗，煮取五升，温服一升，日三夜一服。

当归散证

271. 妇人妊娠，宜常服当归散主之。（金匮·妇人妊娠病篇）

当归散

当归　黄芩　芍药　川芎（各一斤）　白术（半斤）

上五味，杵为散，酒饮服方寸匕，日再服。

妊娠常服即易产，胎无苦疾。产后百病，悉主之。

旋覆花汤证

272. 肝着，其人常欲蹈其胸上，先未苦时，但欲饮热，旋覆花汤主之。（金匮·五脏风寒积聚病篇）

273. 寸口脉弦而大，弦则为减，大则为芤，减则为寒，芤则为虚，寒虚相搏，此名曰革，妇人则半产漏下，旋覆花汤主之。（金匮·妇人杂病篇）（金匮·惊悸吐衄下血胸满瘀血病篇同，多"男子则之血"。）

旋覆花汤

旋覆花（三两）　葱（十四茎）　新绛（少许）

上三味，以水三升，煮取一升，顿服之。

【经腑同病】

小柴胡汤证

274. 本太阳病，不解，转入少阳者，胁下鞕满，干呕不能食，往来寒热，尚未吐下，脉沉紧者，与小柴胡汤。（266）

小柴胡汤

柴胡（八两） 人参（三两） 黄芩（三两） 甘草（炙，三两） 半夏（洗，半升） 生姜（切，三两） 大枣（擘，十二枚）

上七味，以水一斗二升，煮取六升，去滓，再煎取三升。温服一升，日三服。

275. 呕而发热者，小柴胡汤主之。（厥阴病篇·379）

276. 太阳病，十日已去，脉浮细而嗜卧者，外已解也。设胸满胁痛者，与小柴胡汤；脉但浮者，与麻黄汤。（太阳病篇·37）

277. 伤寒五六日，中风，往来寒热，胸胁苦满，嘿嘿不欲饮食，心烦喜呕，或胸中烦而不呕，或渴，或腹中痛，或胁下痞鞕，或心下悸，小便不利，或不渴，身有微热，或欬者，小柴胡汤主之。（太阳病篇·96）

若胸中烦而不呕者，去半夏、人参，加栝蒌实一枚；若渴，去半夏，加人参，合前成四两半，栝蒌根四两；若腹中痛者，去黄芩，加芍药三两；若胁下痞鞕，去大枣，加牡蛎四两；若心下悸，小便不利者，去黄芩，加茯苓四两；若不渴，外有微热者，去人参，加桂枝三两，温覆微汗愈；若欬者，去人参、大枣、生姜，加五味子半升，干姜二两。

278. 血弱气尽，腠理开，邪气因入，与正气相抟，结于胁下，正邪分争，往来寒热，休作有时，嘿嘿不欲饮食，藏府相连，其痛必下，邪高痛下，故使呕也（一云脏腑相违，其病必下，胁膈中痛），小柴胡汤主之。（太阳病篇·97）

279. 服柴胡汤已，渴者，属阳明，以法治之。（太阳病篇·97）

280. 伤寒中风，有柴胡证，但见一证便是，不必悉具。凡柴胡汤病证而下之，若柴胡证不罢者，复与柴胡汤，必蒸蒸而振，却复

发热汗出而解。（太阳病篇·101）

281. 伤寒四五日，身热，恶风，颈项强，胁下满，手足温而渴者，小柴胡汤主之。（太阳病篇·99）

282. 得病六七日，脉迟浮弱，恶风寒，手足温，医二三下之，不能食，而胁下满痛，面目及身黄，颈项强，小便难者，与柴胡汤，后必下重。本渴饮水而呕者，柴胡汤不中与也，食谷者哕。（太阳病篇·98）

283. 诸黄，腹痛而呕者，宜柴胡汤。（必小柴胡汤）（金匮·黄疸病篇）

284. 阳明病，发潮热、大便溏，小便自可，胸胁满不去者，与小柴胡汤。（阳明病篇·229）

285. 阳明病，胁下鞕满，不大便而呕，舌上白苔者，可与小柴胡汤。上焦得通，津液得下，胃气因和，身濈然汗出而解。（阳明病篇·230）

286. 产妇郁冒，其脉微弱，不能食，大便反坚，但头汗出。所以然者，血虚而厥，厥而必冒，冒家欲解，必大汗出。以血虚下厥，孤阳上出，故头汗出。所以产妇喜汗出者，亡阴血虚，阳气独盛，故当汗出，阴阳乃复。大便坚，呕不能食，小柴胡汤主之。（金匮·妇人产后病篇）

287. 伤寒，腹满谵语，寸口脉浮而紧，此肝乘脾也，名曰纵，刺期门。（太阳病篇·108）

288. 伤寒发热，啬啬恶寒，大渴欲饮水，其腹必满，自汗出，小便利，其病欲解，此肝乘肺也，名曰横，刺期门。（太阳病篇·109）

289. 若已吐下、发汗、温针，谵语，柴胡汤证罢，此为坏病。知犯何逆，以法治之。（267）

柴胡去半夏加栝蒌汤证

290. 治疟病发渴者，亦治劳疟。（金匮·疟病篇）

柴胡去半夏加栝蒌汤

柴胡（八两）　人参　黄芩　甘草（各三两）　栝蒌根（四两）　生姜（二两）　大枣（十二枚）

上七味，以水一斗二升，煮取六升，去滓，再煎取三升，温服一升，日二服。

【兼阳明腑实】

大柴胡汤证

291. 太阳病，过经十余日，反二三下之。后四五日，柴胡证仍在者，先与小柴胡。呕不止、心下急（一云呕止小安），郁郁微烦者，为未解也，与大柴胡汤，下之则愈。（太阳病篇·103）

大柴胡汤

柴胡（半斤）　黄芩（三两）　芍药（三两）　半夏（洗，半升）　生姜（切，五两）　枳实（炙，四枚）　大枣（擘，十二枚）

上七味，以水一斗二升，煮取六升，去滓，再煎，温服一升，日三服。

一方，加大黄二两；若不加，恐不为大柴胡汤。

292. 按之心下满痛者，此为实也，当下之，宜大柴胡汤。（金匮·腹满寒疝宿食病篇）

293. 伤寒发热，汗出不解，心中痞鞕，呕吐而下利者，大柴胡

汤主之。（太阳病篇·165）

柴胡加芒硝汤证

294. 伤寒十三日不解，胸胁满而呕，日晡所发潮热，已而微利，此本柴胡证，下之，以不得利，今反利者，知医以丸药下之，此非其治也。潮热者，实也，先宜服小柴胡汤以解外，后以柴胡加芒硝汤主之。（太阳病篇·104）

柴胡加芒硝汤

柴胡（二两十六铢）　黄芩（一两）　人参（一两）　甘草（炙，一两）　生姜（切，一两）　半夏（洗，二十铢，本云五枚）　大枣（擘，四枚）　芒硝（二两）

上八味，以水四升，煮取二升，去滓，纳芒硝，更煮微沸，分温再服，不解更作。（臣亿等谨按，《金匮玉函》方中无芒硝。别一方云，以水七升，下芒硝二合，大黄四两，桑螵蛸五枚，煮取一升半，服五合，微下即愈。本云柴胡再服，以解其外，余二升加芒硝、大黄、桑螵蛸也。）

柴胡加龙骨牡蛎汤证

295. 伤寒八九日，下之，胸满烦惊，小便不利，谵语，一身尽重，不可转侧者，柴胡加龙骨牡蛎汤主之。（太阳病篇·107）

柴胡加龙骨牡蛎汤

柴胡（四两）　龙骨　黄芩　生姜（切）　铅丹　人参　桂枝（去皮）　茯苓（各一两半）　半夏（洗，二合半）　大黄（二两）　牡蛎（熬，一两半）　大枣（擘，六枚）

上十二味，以水八升，煮取四升，纳大黄，切如棋子，更煮一两沸，去滓，温服一升。

本云柴胡汤，今加龙骨等。

【兼太阴脾虚】

296. 问曰：上工治未病，何也？师曰：夫治未病者，见肝之病，知肝传脾，当先实脾。四季脾王不受邪，即勿补之。中工不晓相传，见肝之病，不解实脾，惟治肝也。夫肝之病，补用酸，助用焦苦，益用甘味之药调之。酸入肝，焦苦入心，甘入脾，脾能伤肾，肾气微弱，则水不行，水不行，则心火气盛，则伤肺；肺被伤，则金气不行，金气不行，则肝气盛，则肝自愈。此治肝补脾之要妙也。肝虚则用此法，实则不在用之。经曰："虚虚实实，补不足，损有余"，是其义也。余脏准此。（金匮·脏腑经络先后病篇）

297. 伤寒五六日，已发汗而复下之，胸胁满微结，小便不利，渴而不呕，但头汗出，往来寒热，心烦者，此为未解也，柴胡桂枝干姜汤主之。（太阳病篇·147）

柴胡桂枝干姜汤
柴胡（半斤） 桂枝（去皮，三两） 干姜（二两） 栝蒌根（四两） 黄芩（三两） 牡蛎（熬，二两） 甘草（炙，二两）
上七味，以水一斗二升，煮取六升，去滓，再煎取三升，温服一升，日三服，初服微烦，复服汗出便愈。

298. 柴胡桂姜汤：治疟寒多微有热，或但寒不热。服一剂如神。（金匮·疟病篇）

【少阳头风】

299. 侯氏黑散：治大风，四肢烦重，心中恶寒不足者。（《外

台》治风癫。）（金匮·中风历节病篇）

侯氏黑散

菊花（四十分）　白术（十分）　细辛（三分）　茯苓（三分）　牡蛎（三分）　桔梗（八分）　防风（十分）　人参（三分）　矾石（三分）　黄芩（五分）　当归（三分）　干姜（三分）　川芎（三分）　桂枝（三分）

上十四味，杵为散，酒服，方寸匕，日一服，初服二十日，温酒调服，禁一切鱼、肉、大蒜，常宜冷食，六十日止，即药积在腹中不下也，热食即下矣，冷食自能助药力。

【三阳合病】

300. 三阳合病，脉浮大，上关上，但欲眠睡，目合则汗。（268）

卷七　辨阳明病脉证并治

【阳明概论】

一、阳明病脉证提纲

301. 阳明之为病，胃家实（一作寒）是也。（180）

302. 伤寒三日，阳明脉大。（186）

303. 伤寒转系阳明者，其人濈然微汗出也。（188）

二、阳明病机

304. 问曰：何缘得阳明病？答曰：太阳病，若发汗，若下，若利小便，此亡津液，胃中干燥，因转属阳明。不更衣，内实，大便难者，此名阳明也。（181）

305. 阳明病，本自汗出，医更重发汗，病已瘥，尚微烦不了了者，此必大便鞭故也。以亡津液，胃中干燥，故令大便鞭。当问其小便日几行，若本小便日三四行，今日再行，故知大便不久出。今为小便数少，以津液当还入胃中，故知不久必大便也。（203）

306. 脉阳微而汗出少者，为自和（一作如）也，汗出多者，为太过。阳脉实，因发其汗，出多者，亦为太过。太过者，为阳绝于里，亡津液，大便因鞭也。（245）

307. 脉浮而芤，浮为阳，芤为阴，浮芤相抟，胃气生热，其阳则绝。（246）

308. 本太阳，初得病时，发其汗，汗先出不彻，因转属阳明也。伤寒发热，无汗，呕不能食，而反汗出濈濈然者，是转属阳明

也。（185）

309. 伤寒脉浮而缓，手足自温者，是为系在太阴。太阴者，身当发黄，若小便自利者，不能发黄。至七八日，大便鞕者，为阳明病也。（187）

310. 问曰：病有得之一日，不发热而恶寒者，何也？答曰：虽得之一日，恶寒将自罢，即自汗出而恶热也。（183）

311. 问曰：恶寒何故自罢？答曰：阳明居中，主土也，万物所归，无所复传，始虽恶寒，二日自止，此为阳明病也。（184）

三、阳明病欲解时

312. 阳明病，欲解时，从申至戌上。（193）

四、阳明禁忌

313. 阳明病，不能食，攻其热必哕。所以然者，胃中虚冷故也。以其人本虚，攻其热必哕。（194）

314. 伤寒呕多，虽有阳明证，不可攻之。（204）

315. 阳明病，心下鞕满者，不可攻之。攻之利遂不止者死，利止者愈。（205）

316. 阳明病，面合色赤，不可攻之，必发热，色黄者，小便不利也。（206）

【阳明在经】

317. 问曰：阳明病外证云何？答曰：身热，汗自出，不恶寒，反恶热也。（182）

一、栀子证
栀子豉汤证

318. 发汗后，水药不得入口为逆，若更发汗，必吐下不止。发汗吐下后，虚烦不得眠，若剧者，必反复颠倒，心中懊憹，栀子豉汤主之；若少气者，栀子甘草豉汤主之；若呕者，栀子生姜豉汤主之。（太阳病篇·76）

栀子豉汤

栀子（擘，十四个）　香豉（绵裹，四合）

上二味，以水四升，先煮栀子，得二升半，纳豉，煮取一升半，去滓，分为二服，温进一服，得吐者，止后服。

栀子甘草豉汤

栀子（擘，十四个）　甘草（炙，二两）　香豉（绵裹，四合）

上三味，以水四升，先煮栀子、甘草，取二升半，纳豉，煮取一升半，去滓，分二服。温进一服，得吐者，止后服。

栀子生姜豉汤

栀子（擘，十四个）　生姜（五两）　香豉（绵裹，四合）

上三味，以水四升，先煮栀子、生姜，取二升半，纳豉，煮取一升半，去滓，分二服，温进一服，得吐者，止后服。

319. 发汗，若下之，而烦热胸中窒者，栀子豉汤主之。（太阳病篇·77）

320. 伤寒五六日，大下之后，身热不去，心中结痛者，未欲解也，栀子豉汤主之。（太阳病篇·78）

321. 阳明病，脉浮而紧，咽燥口苦，腹满而喘，发热汗出，不恶寒反恶热，身重。若发汗则躁，心愦愦反谵语。若加温针，必怵惕烦躁不得眠。若下之，则胃中空虚，客气动膈，心中懊憹，舌上胎者，栀子豉汤主之。（221）

肥栀子（擘，十四枚）　香豉（绵裹，四合）

上二味，以水四升，煮栀子，取二升半，去滓；纳豉，更煮取一升半，去滓。分二服，温进一服，得快吐者，止后服。

322. 阳明病，下之，其外有热，手足温，不结胸，心中懊憹，饥不能食，但头汗出者，栀子豉汤主之。（228）

323. 下利后更烦，按之心下濡者，为虚烦也，宜栀子豉汤（厥阴病篇·375）栀子豉汤主之。（金匮·呕吐哕下利病篇）

栀子厚朴汤证

324. 伤寒下后，心烦腹满，卧起不安者，栀子厚朴汤主之。（太阳病篇·79）

栀子厚朴汤

栀子（擘，十四个）　厚朴（炙，去皮，四两）　枳实（水浸，炙令黄，四枚）

上三味，以水三升半，煮取一升半，去滓，分二服，温进一服，得吐者，止后服。

栀子干姜汤证

325. 伤寒，医以丸药大下之，身热不去，微烦者，栀子干姜汤主之。（太阳病篇·80）

栀子干姜汤

栀子（擘，十四个）　干姜（二两）

上二味，以水三升半，煮取一升半，去滓，分二服，温进一服。得吐者，止后服。

326. 凡用栀子汤，病人旧微溏者，不可与服之。（太阳病篇·81）

二、白虎证

白虎汤证

327. 三阳合病，腹满身重，难以转侧，口不仁，面垢（又作枯，一云向经），谵语遗尿。发汗则谵语，下之则额上生汗，手足逆冷。若自汗出者，白虎汤主之。（219）

白虎汤

知母（六两）　石膏（碎，一斤）　甘草（炙，二两）　粳米（六合）

上四味，以水一斗，煮米熟，汤成，去滓。温服一升，日三服。

328. 伤寒脉浮滑，此以表有热、里有寒，白虎汤主之。（臣亿等谨按：前篇云热结在里，表里俱热者，白虎汤主之。又云其表不解，不可与白虎汤。此云脉浮滑，表有热、里有寒者，必表里字差矣。又阳明一证云：脉浮迟，表热里寒，四逆汤主之。又少阴一证云：里寒外热，通脉四逆汤主之。以此表里自差，明矣。《千金翼》云：白通汤，非也。）（太阳病篇·176）

329. 伤寒，脉滑而厥者，里有热，白虎汤主之。（厥阴病篇·350）

白虎加人参汤证

330. 伤寒若吐若下后，七八日不解，热结在里，表里俱热，时时恶风，大渴，舌上干燥而烦，欲饮水数升者，白虎加人参汤主之。（太阳病篇·168）

白虎加人参汤

知母（六两）　石膏（碎，一斤）　甘草（炙，二两）　人参（二两）　粳米（六合）

上五味，以水一斗，煮米熟汤成，去滓，温服一升，日三服。

此方立夏后、立秋前，乃可服，立秋后不可服；正月、二月、三月尚凛冷，亦不可与服之，与之则呕利而腹痛。诸亡血虚家，亦不可与，得之则腹痛利者，但可温之，当愈。

331. 伤寒无大热，口燥渴，心烦，背微恶寒者，白虎加人参汤主之。（太阳病篇·169）

332. 伤寒脉浮，发热无汗，其表不解，不可与白虎汤。渴欲饮水，无表证者，白虎加人参汤主之。（太阳病篇·170）

333. 若渴欲饮水，口干舌燥者，白虎加人参汤主之。（阳明病篇·222）（金匮·消渴小便不利淋病篇同）

334. 太阳中热者，暍是也。汗出恶寒，身热而渴，白虎加人参汤主之。（金匮·痉湿暍病篇）

335. 服桂枝汤，大汗出后，大烦渴不解，脉洪大者，白虎加人参汤主之。（太阳病篇·26）

三、白虎加桂枝汤证

336. 温疟者，其脉如平，身无寒但热，骨节疼烦，时呕，白虎加桂枝汤主之。（金匮·疟病篇）

白虎加桂枝汤

知母（六两）　甘草（二两，炙）　石膏（一斤）　粳米（二合）　桂枝（去皮，三两）

上剉，每五钱，水一盏半，煎至八分，去滓，温服，汗出愈。

四、竹皮大丸与竹叶汤证

337. 妇人乳中虚，烦乱，呕逆，安中益气，竹皮大丸主之。（金匮·妇人产后病篇）

竹皮大丸

生竹茹（二分）　石膏（二分）　桂枝（一分）　甘草（七分）　白薇（一分）

上五味，末之，枣肉和丸，弹子大，以饮服一丸，日三夜二服。有热者倍白薇；烦喘者，加柏实一分。

338. 产后中风，发热，面正赤，喘而头痛，竹叶汤主之。（金匮·妇人产后病篇）

竹叶汤

竹叶（一把）　葛根（三两）　防风　桔梗　桂枝　人参　甘草（各一两）　附子（一枚，炮）　大枣（十五枚）　生姜（五两）

上十味，以水一斗，煮取二升半，分温三服，温覆使汗出。颈项强，用大附子一枚，破之如豆大，煎药扬去沫；呕者，加半夏半升（洗）。

阳明盗汗

339. 阳明病，脉浮而紧者，必潮热，发作有时；但浮者，必盗汗出。（201）

【阳明在腑】

340. 问曰：病有太阳阳明，有正阳阳明，有少阳阳明，何谓也？答曰：太阳阳明者，脾约（一云络）是也；正阳阳明者，胃家实是也；少阳阳明者，发汗、利小便已，胃中燥烦实，大便难是也。（179）

一、腑实外证

341. 阳明病，脉迟，虽汗出不恶寒者，其身必重，短气，腹满而喘，有潮热者，此外欲解，可攻里也。手足濈然汗出者，此大便已硬也，大承气汤主之；若汗多，微发热恶寒者，外未解也（一法与桂枝汤）；其热不潮，未可与承气汤；若腹大满不通者，可与小承气汤，微和胃气，勿令至大泄下。（208）

大承气汤
大黄（酒洗，四两）　厚朴（炙，去皮，半斤）　枳实（炙，五枚）　芒硝（三合）
上四味，以水一斗，先煮二物，取五升，去滓；纳大黄，更煮取二升，去滓；纳芒硝，更上微火一两沸，分温再服，得下，余勿服。

小承气汤
大黄（酒洗，四两）　厚朴（去皮，炙，二两）　枳实（大

者，炙，三枚）

上三味，以水四升，煮取一升二合，去滓，分温二服。初服汤当更衣，不尔者尽饮之；若更衣者，勿服之。

342. 阳明病，发热汗多者，急下之，宜大承气汤。（一云大柴胡汤。）（253）

343. 病人烦热，汗出则解，又如疟状，日晡所发热者，属阳明也。脉实者，宜下之；脉浮虚者，宜发汗。下之与大承气汤，发汗宜桂枝汤。（240）

二、腑实禁忌

344. 阳明病，潮热、大便微硬者，可与大承气汤；不硬者，不可与之。若不大便六七日，恐有燥屎，欲知之法，少与小承气汤，汤入腹中，转失气者，此有燥屎也，乃可攻之；若不转失气者，此但初头硬，后必溏，不可攻之，攻之必胀满不能食也。欲饮水者，与水则哕，其后发热者，必大便复硬而少也，以小承气汤和之；不转失气者，慎不可攻也。小承气汤。（209）

345. 阳明病，谵语发潮热，脉滑而疾者，小承气汤主之。因与承气汤一升，腹中转气者，更服一升；若不转气者，勿更与之。明日又不大便，脉反微涩者，里虚也，为难治，不可更与承气汤也。（214）

346. 病人欲吐者，不可下之。（金匮·呕吐哕下利病篇）

三、阳明死证
喘满者死，下利者死

347. 夫实则谵语，虚则郑声。郑声者，重语也；直视谵语，喘满者死，下利者亦死。（210）

348. 伤寒四五日，脉沉而喘满，沉为在里，而反发其汗，津液

越出，大便为难，表虚里实，久则谵语。（218）

349．病人小便不利，大便乍难乍易，时有微热，喘冒（一作息）不能卧者，有燥屎也，宜大承气汤。（242）

脉涩者死

350．伤寒若吐若下后不解，不大便五六日，上至十余日，日晡所发潮热，不恶寒，独语如见鬼状；若剧者，发则不识人，循衣摸床，惕而不安（一云顺衣妄撮，怵惕不安），微喘直视，脉弦者生，涩者死。微者，但发热谵语者，大承气汤主之。若一服利，则止后服。（212）

脉短者死

351．发汗多，若重发汗者，亡其阳，谵语，脉短者死，脉自和者不死。（211）

四、大承气汤证

谵语

352．阳明病，谵语有潮热，反不能食者，胃中必有燥屎五六枚也；若能食者，但硬耳，宜大承气汤下之。（215）

353．汗（汗一作卧）出谵语者，以有燥屎在胃中，此为风也。须下者，过经乃可下之；下之若早，语言必乱，以表虚里实故也。下之愈，宜大承气汤。（一云大柴胡汤。）（217）

354．二阳并病，太阳证罢，但发潮热，手足漐漐汗出，大便难而谵语者，下之则愈，宜大承气汤。（220）

355．产后七八日，无太阳证，少腹坚痛，此恶露不尽，不大便，烦躁发热，切脉微实，再倍发热，日晡时烦躁者，不食，食则谵语，至夜即愈，宜大承气汤主之。（金匮·妇人产后病篇）

目睛不和

356. 伤寒六七日，目中不了了，睛不和，无表里证，大便难，身微热者，此为实也。急下之，宜大承气汤。（252）

痉

357. 痉为病，（一本痉字上有刚字。）胸满口噤，卧不着席，脚挛急，必龂齿，可与大承气汤。（金匮·痉湿暍病篇）

358. 问曰：新产妇人有三病，一者病痉，二者病郁冒，三者大便难，何谓也？师曰：新产血虚，多汗出，喜中风，故令病痉。亡血复汗，寒多，故令郁冒。亡津液，胃燥，故大便难。（金匮·妇人产后病篇）

359. 病解能食，七八日更发热者，此为胃实，大承气汤主之。（金匮·妇人产后病篇）

腹满痛

360. 发汗不解，腹满痛者，急下之，宜大承气汤。（254）

361. 腹满不减，减不足言，当下之，宜大承气汤。（255）（金匮·腹满寒疝宿食病篇同）

362. 大下后，六七日不大便，烦不解，腹满痛者，此有燥屎也。所以然者，本有宿食故也，宜大承气汤。（241）

363. 病人不大便五六日，绕脐痛，烦躁，发作有时者，此有燥屎，故使不大便也。（239）

364. 趺阳脉微弦，法当腹满，不满者必便难，两胠疼痛，此虚寒从下上也，当以温药服之。（金匮·腹满寒疝宿食病篇）

365. 病者腹满，按之不痛为虚，痛者为实，可下之。舌黄未下者，下之黄自去。（金匮·腹满寒疝宿食病篇）

366. 腹满时减，复如故，此为寒，当与温药。（金匮·腹满寒

疝宿食病篇）

阳明厥逆

367. 少阴病，得之二三日，口燥咽干者，急下之，宜大承气汤。（少阴病篇·320）

368. 少阴病，自利清水，色纯青，心下必痛，口干燥者，可下之，宜大承气汤。（一法用大柴胡。）（少阴病篇·321）

369. 少阴病，六七日，腹胀不大便者，急下之，宜大承气汤。（少阴病篇·322）

五、小承气汤证

370. 太阳病，若吐若下若发汗后，微烦，小便数，大便因硬者，与小承气汤和之，愈。（250）

371. 阳明病，其人多汗，以津液外出，胃中燥，大便必硬，硬则谵语，小承气汤主之。若一服谵语止者，更莫复服。（213）

372.《千金翼》小承气汤：治大便不通，哕数，谵语。（金匮·呕吐哕下利病篇）

厚朴三物汤证

373. 痛而闭者，厚朴三物汤主之。（金匮·腹满寒疝宿食病篇）

厚朴三物汤

厚朴（八两）　　大黄（四两）　　枳实（五枚）

上三味，以水一斗二升，先煮二味，取五升，纳大黄，煮取三升，温服一升，以利为度。

厚朴大黄汤证

374. 支饮胸满者，厚朴大黄汤主之。（金匮·痰饮咳嗽病篇）

厚朴大黄汤

厚朴（一尺）　大黄（六两）　枳实（四枚）

上三味，以水五升，煮取二升，分温再服。

六、调胃承气汤证

375. 太阳病三日，发汗不解，蒸蒸发热者，属胃也，调胃承气汤主之。（248）

调胃承气汤

甘草（炙，二两）　芒硝（半升）　大黄（去皮，清酒洗，四两）

上三味，切，以水三升，煮二物至一升，去滓；纳芒硝，更上微火一二沸，温顿服之，以调胃气。

376. 伤寒吐后，腹胀满者，与调胃承气汤。（249）

377. 阳明病，不吐不下，心烦者，可与调胃承气汤。（207）

378. 发汗后，恶寒者，虚故也；不恶寒，但热者，实也，当和胃气，与调胃承气汤。（《玉函》云：与小承气汤。）（太阳病篇·70）

379. 太阳病未解，脉阴阳俱停（一作微），必先振栗，汗出而解；但阳脉微者，先汗出而解；但阴脉微（一作尺脉实）者，下之而解。若欲下之，宜调胃承气汤。（一云，用大柴胡汤。）（太阳病篇·94）

380. 太阳病，过经十余日，心下温温欲吐，而胸中痛，大便反溏，腹微满，郁郁微烦。先此时自极吐下者，与调胃承气汤；若不尔者，不可与；但欲呕，胸中痛，微溏者，此非柴胡汤证，以呕故知极吐下也。调胃承气汤。（太阳病篇·123）

大黄甘草汤证

381. 食已即吐者，大黄甘草汤主之。（《外台》方又治吐水。）（金匮·呕吐哕下利病篇）

大黄甘草汤

大黄（四两）　甘草（一两）

上二味，以水三升，煮取一升，分温再服。

七、麻子仁丸证

382. 趺阳脉浮而涩，浮则胃气强，涩则小便数；浮涩相搏，大便则硬，其脾为约，麻子仁丸主之。（247）（金匮·五脏风寒积聚病篇同）

麻子仁丸

麻子仁（二升）　芍药（半斤）　枳实（炙，半斤）　大黄（去皮，一斤）　厚朴（炙，去皮，一尺）　杏仁（去皮尖，熬，别作脂，一升）

上六味，蜜和丸如梧桐子大。饮服十丸，日三服，渐加，以知为度。

383. 趺阳脉数，胃中有热，即消谷引食，大便必坚，小便即数。（金匮·消渴小便不利淋病篇）

八、蜜煎导方证

384. 阳明病，自汗出，若发汗，小便自利者，此为津液内竭，虽硬不可攻之；当须自欲大便，宜蜜煎导而通之。若土瓜根及大猪胆汁，皆可为导。（233）

蜜煎导方

食蜜（七合）

上一味，于铜器内微火煎，当须凝如饴状，搅之勿令焦着，欲可丸，并手捻作挺，令头锐，大如指，长二寸许。当热时急作，冷则硬。以纳谷道中，以手急抱，欲大便时乃去之。疑非仲景意，已试甚良。

又大猪胆一枚，泻汁，和少许法醋，以灌谷道内，如一食顷，当大便出宿食恶物，甚效。

九、大黄牡丹汤证

385. 肠痈者，少腹肿痞，按之即痛如淋，小便自调，时时发热，自汗出，复恶寒。其脉迟紧者，脓未成，可下之，当有血；脉洪数者，脓已成，不可下也，大黄牡丹汤主之。（金匮·疮痈肠痈浸淫病篇）

大黄牡丹汤

大黄（四两）　牡丹（一两）　桃仁（五十个）　瓜子（半升）　芒硝（三合）

上五味，以水六升，煮取一升，去滓，纳芒硝，再煎沸，顿服之。有脓当下，如无脓，当下血。

十、大黄附子汤证

386. 胁下偏痛，发热，其脉紧弦，此寒也，以温药下之，宜大黄附子汤。（金匮·腹满寒疝宿食病篇）

大黄附子汤

大黄（三两）　　附子（三枚，炮）　　细辛（二两）

上三味，以水五升，煮取二升，分温三服，若强人煮取二升半，分温三服，服后如人行四五里，进一服。

十一、下利

387. 阳明少阳合病，必下利，其脉不负者，为顺也。负者，失也，互相克贼，名为负也。脉滑而数者，有宿食也，当下之，宜大承气汤。（256）

388. 下利，三部脉皆平，按之心下坚者，急下之，宜大承气汤。（金匮·呕吐哕下利病篇）

389. 下利，脉迟而滑者，实也，利未欲止，急下之，宜大承气汤。（金匮·呕吐哕下利病篇）

390. 下利，脉反滑者，当有所去，下乃愈，宜大承气汤。（金匮·呕吐哕下利病篇）

391. 下利已瘥，至其年月日时复发者，以病不尽故也，当下之，宜大承气汤。（金匮·呕吐哕下利病篇）

392. 下利，谵语者，有燥屎也，宜小承气汤。（厥阴病篇·374）（金匮·呕吐哕下利病篇同）

393. 伤寒十三日，过经，谵语者，以有热也，当以汤下之。若小便利者，大便当硬，而反下利，脉调和者，知医以丸药下之，非其治也。若自下利者，脉当微厥，今反和者，此为内实也，调胃承气汤主之。（太阳病篇·105）

【阳明宿食】

394. 问曰：人病有宿食，何以别之？师曰：寸口脉浮而大，按之反涩，尺中亦微而涩，故知有宿食，大承气汤主之。（金匮·腹满寒疝宿食病篇）

395. 脉数而滑者，实也，此有宿食，下之愈，宜大承气汤。（金匮·腹满寒疝宿食病篇）

396. 下利不欲食者，有宿食也，当下之，宜大承气汤。（金匮·腹满寒疝宿食病篇）

397. 病人手足厥冷，脉乍紧者，邪结在胸中，心下满而烦，饥不能食者，病在胸中，当须吐之，宜瓜蒂散。（厥阴病篇·355）

398. 宿食在上脘，当吐之，宜瓜蒂散。（金匮·腹满寒疝宿食病篇）

瓜蒂散

瓜蒂（一分，熬黄）　赤小豆（一分，煮）

上二味，杵为散，以香豉七合煮取汁，和散一钱匕，温服之。不吐者，少加之，以快吐为度而止。亡血及虚者不可与之。

399. 脉紧如转索无常者，有宿食也。（金匮·腹满寒疝宿食病篇）

400. 脉紧，头痛，风寒，腹中有宿食不化也。（一云：寸口脉紧。）（金匮·腹满寒疝宿食病篇）

401. 瓜蒂汤：治诸黄。（方见痉湿暍病中）（金匮·黄疸病篇）

402. 病人常以手指臂肿动，此人身体𥆧𥆧者，藜芦甘草汤主之。（金匮·趺蹶手指臂肿转筋阴狐疝蛔虫病篇）

藜芦甘草汤

（方未见）

【阳明蓄血】

403. 阳明证，其人喜忘者，必有蓄血。所以然者，本有久瘀血，故令喜忘。屎虽硬，大便反易，其色必黑者，宜抵当汤下之。（237）

404. 病人无表里证，发热七八日，虽脉浮数者，可下之。假令已下，脉数不解，合热则消谷喜饥，至六七日不大便者，有瘀血，宜抵当汤。（257）

405. 阳明病，下血谵语者，此为热入血室。但头汗出者，刺期门，随其实而泻之，濈然汗出则愈。（216）

附：血室蓄血

406. 妇人少腹满，如敦状，小便微难而不渴，生后者，此为水与血俱结在血室也，大黄甘遂汤主之。（金匮·妇人杂病篇）

大黄甘遂汤
大黄（四两）　甘遂（二两）　阿胶（二两）
上三味，以水三升，煮取一升，顿服之，其血当下。

407. 妇人经水不利下，抵当汤主之。（亦治男子膀胱满急，有瘀血者。）（金匮·妇人杂病篇）

408. 师曰：产妇腹痛，法当以枳实芍药散。假令不愈者，此为腹中有干血着脐下，宜下瘀血汤主之。亦主经水不利。（金匮·妇人产后病篇）

下瘀血汤
大黄（三两）　桃仁（二十枚）　䗪虫（二十枚，熬，去足）

上三味，末之，炼蜜和为四丸，以酒一升，煎一丸，取八合，顿服之，新血下如豚肝。

409. 产后腹痛，烦满不得卧，枳实芍药散主之。（金匮·妇人产后病篇）

枳实芍药散
枳实（烧令黑，勿大过）　芍药（等分）
上二味，杵为散，服方寸匕，日三服。并主痈脓，以麦粥下之。

410. 妇人宿有癥病，经断未及三月，而得漏下不止，胎动在脐上者，为癥痼害。妊娠六月动者，前三月经水利时，胎也。下血者，后断三月，衃也。所以血不止者，其癥不去故也，当下其癥，桂枝茯苓丸主之。（金匮·妇人妊娠病篇）

桂枝茯苓丸
桂枝　茯苓　牡丹（去心）　桃仁（去皮尖，熬）　芍药（各等分）
上五味，末之。炼蜜和丸，如兔屎大，每日食前服一丸。不知，加至三丸。

411. 带下，经水不利，少腹满痛，经一月再见者，土瓜根散主之。（阴癫肿亦主之。）（金匮·妇人杂病篇）

土瓜根散
土瓜根　芍药　桂枝　䗪虫（各三分）
上四味，杵为散，酒服方寸匕，日三服。

412. 妇人六十二种风，及腹中血气刺痛，红蓝花酒主之。（金匮·妇人杂病篇）

红蓝花酒

红蓝花（一两）

上一味，以酒一大升，煎减半，顿服一半，未止再服。

【阳明水气】

水渍入胃

413. 伤寒厥而心下悸，宜先治水，当服茯苓甘草汤，却治其厥。不尔，水渍入胃，必作利也。（厥阴病篇·356）

茯苓甘草汤

茯苓（二两）　甘草（炙，一两）　生姜（切，三两）　桂枝（去皮，二两）

上四味，以水四升，煮取二升，去滓，分温三服。

414. 伤寒，汗出而渴者，五苓散主之；不渴者，茯苓甘草汤主之。（太阳病篇·73）

停饮胃反

415. 胃反，吐而渴，欲饮水者，茯苓泽泻汤主之。（金匮·呕吐哕下利病篇）

茯苓泽泻汤

茯苓（半斤）　泽泻（四两）　甘草（二两）　桂枝（二两）
白术（三两）　生姜（四两）

上六味，以水一斗，煮取三升，纳泽泻，再煮取二升半，温服
八合，日三服。

（《外台》治消渴脉绝，胃反吐食之者，有小麦一升。）

肠间水气

416. 腹满，口舌干燥，此肠间有水气，己椒苈黄丸主之。（金
匮·痰饮咳嗽病篇）

防己椒目葶苈大黄丸

防己　椒目　葶苈（熬）　大黄（各一两）

上四味，末之，蜜丸如梧子大，先食饮服一丸，日三服。稍增，
口中有津液。渴者，加芒硝半两。

417. 问曰：四饮何以为异？师曰：其人素盛今瘦，水走肠间，
沥沥有声，谓之痰饮；饮后水流在胁下，咳唾引痛，谓之悬饮；饮
水流行，归于四肢，当汗出而不汗出，身体疼重，谓之溢饮；咳逆
倚息，短气不得卧，其形如肿，谓之支饮。（金匮·痰饮咳嗽病篇）

418. 病者脉伏，其人欲自利，利反快，虽利，心下续坚满，此
为留饮欲去故也，甘遂半夏汤主之。（金匮·痰饮咳嗽病篇）

甘遂半夏汤

甘遂（大者，三枚）　半夏（十二枚以水一升，煮取半升，去
滓）　芍药（五枚）　甘草（如指大一枚，炙　一本作无）

上四味，以水二升，煮取半升，去滓，以蜜半升，和药汁煎取

八合，顿服之。

膈间支饮

419. 膈间支饮，其人喘满，心下痞坚，面色黧黑，其脉沉紧，得之数十日，医吐下之不愈，木防己汤主之。虚者即愈，实者三日复发，复与不愈者，宜木防己汤去石膏加茯苓芒硝汤主之。（金匮·痰饮咳嗽病篇）

木防己汤

木防己（三两）　石膏（十二枚，鸡子大）　桂枝（二两）人参（四两）

上四味，以水六升，煮取二升，分温再服。

木防己加茯苓芒硝汤

木防己　桂枝（各二两）　芒硝（三合）　人参　茯苓（各四两）

上五味，以水六升，煮取二升，去滓，纳芒硝，再微煎，分温再服，微利则愈。

【阳明风寒】

420. 阳明病，若能食，名中风；不能食，名中寒。（190）

阳明中风

421. 阳明中风，口苦咽干，腹满微喘，发热恶寒，脉浮而紧，若下之，则腹满小便难也。（189）

422. 阳明中风，脉弦浮大而短气，腹都满，胁下及心痛，久按之气不通，鼻干不得汗，嗜卧，一身及目悉黄，小便难，有潮热，时时哕，耳前后肿，刺之小瘥，外不解。病过十日，脉续浮者，与小柴胡汤。(231)

423. 脉但浮，无余证者，与麻黄汤。若不尿，腹满加哕者，不治。(232)

阳明中寒

424. 阳明病，若中寒者，不能食，小便不利，手足濈然汗出，此欲作固瘕，必大便初硬后溏。所以然者，以胃中冷，水谷不别故也。(191)

425. 得病二三日，脉弱，无太阳、柴胡证，烦躁，心下硬；至四五日，虽能食，以小承气汤，少少与，微和之，令小安；至六日，与承气汤一升。若不大便六七日，小便少者，虽不受食（一云不大便），但初头硬，后必溏，未定成硬，攻之必溏；须小便利，屎定硬，乃可攻之，宜大承气汤。(251)

426. 阳明病，下之，心中懊憹而烦，胃中有燥屎者，可攻。腹微满，初头硬，后必溏，不可攻之。若有燥屎者，宜大承气汤。(238)

427. 若胃中虚冷，不能食者，饮水则哕。(226)

428. 伤寒大吐大下之，极虚，复极汗者，其人外气怫郁，复与之水，以发其汗，因得哕。所以然者，胃中寒冷故也。（厥阴病篇·380）

429. 伤寒哕而腹满，视其前后，知何部不利，利之即愈。（厥阴病篇·381）

430. 病人有寒，复发汗，胃中冷，必吐蛔。（一作逆。）（太阳病篇·89）

一、半夏汤诸方

大半夏汤证

431. 问曰：病人脉数，数为热，当消谷引食，而反吐者，何也？师曰：以发其汗，令阳微，膈气虚，脉乃数，数为客热，不能消谷，胃中虚冷故也。脉弦者，虚也。胃气无余，朝食暮吐，变为胃反。寒在于上，医反下之，今脉反弦，故名曰虚。（金匮·呕吐哕下利病篇）

432. 跌阳脉浮而涩，浮则为虚，涩则伤脾。脾伤则不磨，朝食暮吐，暮食朝吐，宿谷不化，名曰胃反。脉紧而涩，其病难治。（金匮·呕吐哕下利病篇）

433. 胃反呕吐者，大半夏汤主之。（《千金》云：治胃反不受食，食入即吐。《外台》云：治呕，心下痞硬者。）（金匮·呕吐哕下利病篇）

大半夏汤

半夏（二升，洗完用）　人参（三两）　白蜜（一升）

上三味，以水一斗二升，和蜜扬之二百四十遍，煮药取二升半，温服一升，余分再服。

半夏干姜散证

434. 干呕吐逆，吐涎沫，半夏干姜散主之。（金匮·呕吐哕下利病篇）

半夏干姜散

半夏　干姜（各等分）

上二味，杵为散，取方寸匕，浆水一升半，煎取七合，顿服之。

干姜人参半夏丸证

435. 妊娠，呕吐不止，干姜人参半夏丸主之。（金匮·妇人妊娠病篇）

干姜人参半夏丸

干姜　人参（各一两）　半夏（二两）

上三味，末之，以生姜汁糊为丸，如梧子大，饮服十丸，日三服。

小半夏汤证

436. 呕家本渴，渴者为欲解，今反不渴，心下有支饮故也，小半夏汤主之。（《千金》云：小半夏加茯苓汤。）（金匮·痰饮咳嗽病篇）

小半夏汤

半夏（一升）　生姜（半斤）

上二味，以水七升，煮取一升半，分温再服。

437. 诸呕吐，谷不得下者，小半夏汤主之。（金匮·呕吐哕下利病篇）

小半夏加茯苓汤证

438. 卒呕吐，心下痞，膈间有水，眩悸者，小半夏加茯苓汤主之。（金匮·痰饮咳嗽病篇）

小半夏加茯苓汤

半夏（一升）　生姜（半斤）　茯苓（三两，一法四两）

上三味，以水七升，煮取一升五合，分温再服。

439. 先渴后呕，为水停心下，此属饮家，小半夏加茯苓汤主之。（金匮·痰饮咳嗽病篇）

生姜半夏汤证

440. 病人胸中似喘不喘，似呕不呕，似哕不哕，彻心中愦愦然无奈者，生姜半夏汤主之。（金匮·呕吐哕下利病篇）

生姜半夏汤

半夏（半升）　生姜汁（一升）

上二味，以水三升，煮半夏取二升，纳生姜汁，煮取一升半，小冷，分四服，日三夜一服。止，停后服。

半夏厚朴汤证

441. 妇人咽中如有炙脔，半夏厚朴汤主之。（《千金》作胸满，心下坚，咽中帖帖，如有炙肉，吐之不出，吞之不下。）（金匮·妇人杂病篇）

半夏厚朴汤

半夏（一升）　厚朴（三两）　茯苓（四两）　生姜（五两）干苏叶（二两）

上五味，以水七升，煮取四升，分温四服，日三夜一服。

半夏麻黄丸证

442. 心下悸者，半夏麻黄丸主之。（金匮·惊悸吐衄下血胸满瘀血病篇）

半夏麻黄丸

半夏　麻黄（各等分）

上二味，末之，炼蜜和丸小豆大，饮服三丸，日三服。

二、橘皮汤诸方

橘皮汤证

443. 干呕，哕，若手足厥者，橘皮汤主之。（金匮·呕吐哕下利病篇）

橘皮汤

橘皮（四两）　生姜（半斤）

上二味，以水七升，煮取三升，温服一升，下咽即愈。

橘皮枳实生姜汤证

444. 胸痹，胸中气塞、短气，茯苓杏仁甘草汤主之。橘枳姜汤亦主之。（金匮·胸痹心痛短气病篇）

茯苓杏仁甘草汤

茯苓（三两）　杏仁（五十个）　甘草（一两）

上三味，以水一斗，煮取五升，温服一升，日三服，不瘥更服。

橘枳姜汤方

橘皮（一斤）　枳实（三两）　生姜（半斤）

上三味，以水五升，煮取二升，分温再服。

（《肘后》、《千金》云：治胸痹，胸中愊愊如满，噎塞习习如痒，喉中涩燥唾沫。）

橘皮竹茹汤证

445. 哕逆者，橘皮竹茹汤主之。（金匮·呕吐哕下利病篇）

橘皮竹茹汤

橘皮（二斤）　竹茹（二升）　大枣（三十枚）　生姜（半斤）　甘草（五两）　人参（一两）

上六味，以水一斗，煮取三升，温服一升，日三服。

阳明蚁行

446. 阳明病，法多汗，反无汗，其身如虫行皮中状者，此以久虚故也。（196）

温下法

走马汤证

447.《外台》走马汤：治中恶心痛腹胀，大便不通。（金匮·腹满寒疝宿食病篇）

走马汤

巴豆（二枚，去皮心，熬）　杏仁（二枚）

上二味，以绵缠，捶令碎，热汤二合，捻取白汁，饮之当下，老小量之。通治飞尸鬼击病。

三物小白散证

448. 病在阳，应以汗解之；反以冷水潠之。若灌之，其热被劫不得去，弥更益烦，肉上粟起，意欲饮水，反不渴者，服文蛤散；

若不瘥者，与五苓散；寒实结胸，无热证者，与三物小陷胸汤，白散亦可服。一云与三物小白散。（太阳病篇·141）

文蛤散

文蛤（五两）

上一味为散，以沸汤和一方寸匕服。汤用五合。

白散

桔梗（三分）　巴豆（去皮心，熬黑，研如脂，一分）　贝母（三分）

上三味为散，纳巴豆，更于臼中杵之，以白饮和服。强人半钱匕，羸者减之。

病在膈上必吐，在膈下必利。不利，进热粥一杯；利过不止，进冷粥一杯。身热、皮粟不解，欲引衣自覆；若以水潠之洗之，益令热劫不得出，当汗而不汗则烦。假令汗出已，腹中痛，与芍药三两如上法。

449.《外台》桔梗白散：治咳而胸满，振寒，脉数，咽干不渴，时出浊唾腥臭，久久吐脓如米粥者，为肺痈。（金匮·肺痿肺痈咳嗽上气病篇）

桔梗　贝母各三分　巴豆一分去皮，熬，研如脂。

上三味为散，强人饮服半钱匕，羸者减之。

病在膈上者吐脓血，在膈下者泻出，若下多不止，饮水冷水一杯则定。

【阳明发黄】

450. 师曰：病黄疸，发热烦喘，胸满口燥者，以病发时，火劫其汗，两热相得。然黄家所得，从湿得之。一身尽发热而黄，肚热，热在里，当下之。（金匮·黄疸病篇）

451. 脉沉，渴欲饮水，小便不利者，皆发黄。（金匮·黄疸病篇）

452. 趺阳脉紧而数，数则为热，热则消谷；紧则为寒，食即为满。尺脉浮为伤肾，趺阳脉紧为伤脾。风寒相搏，食谷即眩，谷气不消，胃中苦浊，浊气下流，小便不通，阴被其寒，热流膀胱，身体尽黄，名曰谷疸。额上黑，微汗出，手足中热，薄暮即发，膀胱急，小便自利，名曰女劳疸。腹如水状，不治。心中懊恼而热，不能食，时欲吐，名曰酒疸。（金匮·黄疸病篇）

453. 疸而渴者，其疸难治；疸而不渴者，其疸可治。发于阴部，其人必呕；阳部，其人振寒而发热也。（金匮·黄疸病篇）

454. 腹满，舌痿黄，躁不得睡，属黄家。（舌痿疑作身痿。）（金匮·黄疸病篇）

455. 黄疸之病，当以十八日为期，治之十日以上瘥，反剧为难治。（金匮·黄疸病篇）

456. 阳明病，无汗、小便不利、心中懊恼者，身必发黄。（199）

457. 阳明病，被火，额上微汗出，而小便不利者，必发黄。（200）

茵陈蒿汤证

458. 阳明病，发热、汗出者，此为热越，不能发黄也。但头汗

出，身无汗，剂颈而还，小便不利，渴引水浆者，此为瘀热在里，身必发黄，茵陈蒿汤主之。（236）

茵陈蒿汤
茵陈蒿（六两） 栀子（擘，十四枚） 大黄（去皮，二两）
上三味，以水一斗二升，先煮茵陈，减六升；纳二味，煮取三升，去滓，分三服。小便当利，尿如皂荚汁状，色正赤，一宿腹减，黄从小便去也。

459.伤寒七八日，身黄如橘子色，小便不利，腹微满者，茵陈蒿汤主之。（260）

460.谷疸之为病，寒热不食，食即头眩，心胸不安，久久发黄为谷疸，茵陈蒿汤主之。（金匮·黄疸病篇）

461.阳明病，脉迟，食难用饱，饱则微烦头眩，必小便难，此欲作谷瘅，虽下之，腹满如故。所以然者，脉迟故也。（195）（金匮·黄疸病篇同。脉迟，金匮作脉迟者；微烦，金匮作发烦；必小便难，金匮作小便必难；谷瘅，金匮作谷疸。）

栀子大黄汤证
462.酒黄疸，心中懊憹，或热痛，栀子大黄汤主之。（金匮·黄疸病篇）

栀子大黄汤
栀子（十四枚） 大黄（一两） 枳实（五枚） 豉（一升）
上四味，以水六升，煮取二升，分温三服。

463.夫病酒黄疸，必小便不利，其候心中热，足下热，是其证也。（金匮·黄疸病篇）

464. 酒黄疸者，或无热，靖言了，腹满，欲吐，鼻燥。其脉浮者，先吐之；沉弦者，先下之。（金匮·黄疸病篇）

465. 酒疸，心中热欲呕者，吐之愈。（金匮·黄疸病篇）

栀子柏皮汤证

466. 伤寒，身黄发热，栀子柏皮汤主之。（261）

栀子柏皮汤

肥栀子（擘，十五个）　甘草（炙，一两）　黄柏（二两）

上三味，以水四升，煮取一升半，去滓，分温再服。

大黄硝石汤证

467. 黄疸腹满，小便不利而赤，自汗出，此为表和里实，当下之，宜大黄硝石汤。（金匮·黄疸病篇）

大黄硝石汤

大黄　黄柏　硝石（各四两）　栀子（十五枚）

上四味，以水六升，煮取二升，去滓，纳硝，更煮取一升，顿服。

硝石矾石散证

468. 黄家，日晡所发热，而反恶寒，此为女劳得之。膀胱急，少腹满，身尽黄，额上黑，足下热，因作黑疸。其腹胀如水状，大便必黑，时溏，此女劳之病，非水也。腹满者难治，硝石矾石散主之。（金匮·黄疸病篇）

硝石矾石散

硝石　矾石（烧）（各等分）

上二味，为散，以大麦粥汁，和服方寸匕，日三服。病随大小便去，小便正黄，大便正黑，是候也。

469. 酒疸下之，久久为黑疸，目青面黑，心中如啖蒜齑状，大便正黑，皮肤爪之不仁，其脉浮弱，虽黑微黄，故知之。（金匮·黄疸病篇）

寒湿发黄

470. 伤寒发汗已，身目为黄，所以然者，以寒湿（一作温）在里不解故也。以为不可下也，于寒湿中求之。（259）

471. 黄疸病，小便色不变，欲自利，腹满而喘，不可除热，热除必哕。哕者，小半夏汤主之。（金匮·黄疸病篇）

【阳明冲逆】

472. 阳明病，反无汗，而小便利，二三日呕而咳，手足厥者，必苦头痛。若不咳不呕，手足不厥者，头不痛。（一云冬阳明。）（197）

473. 阳明病，但头眩不恶寒，故能食而咳，其人咽必痛。若不咳者，咽不痛。（一云冬阳明）（198）

474. 阳明病，口燥但欲漱水，不欲咽者，此必衄。（202）

475. 脉浮发热，口干鼻燥，能食者则衄。（227）

卷八　辨太阴病脉证并治

【太阴概论】

一、太阴病脉证提纲

476. 太阴之为病，腹满而吐，食不下，自利益甚，时腹自痛。若下之，必胸下结硬。（273）

477. 伤寒脉浮而缓，手足自温者，系在太阴。（278）

478. 自利不渴者，属太阴，以其脏有寒故也，当温之。宜服四逆辈。（277）

479. 寸口脉浮而缓，浮则为风，缓则为痹。痹非中风，四肢苦烦，脾色必黄，瘀热以行。（金匮·黄疸病篇）

二、太阴传变

480. 太阴中风，四肢烦疼，阳微阴涩而长者，为欲愈。（274）

481. 太阴病欲解时，从亥至丑上。（275）

【太阴在经】

482. 太阴病，脉浮者，可发汗，宜桂枝汤。（276）

483. 吐利止而身痛不休者，当消息和解其外，宜桂枝汤小和之。（霍乱病篇·387）

484. 本太阳病，医反下之，因尔腹满时痛者，属太阴也，桂枝加芍药汤主之。大实痛者，桂枝加大黄汤主之。（279）

桂枝加芍药汤

桂枝（去皮，三两）　芍药（六两）　甘草（炙，二两）　大枣（擘，十二枚）　生姜（切，三两）

上五味，以水七升，煮取三升，去滓，温分三服。

本云桂枝汤，今加芍药。

桂枝加大黄汤

桂枝（去皮，三两）　大黄（二两）　芍药（六两）　生姜（切，三两）　甘草（炙，二两）　大枣（擘，十二枚）

上六味，以水七升，煮取三升，去滓。温服一升，日三服。

485. 太阴为病，脉弱，其人续自便利，设当行大黄、芍药者，宜减之，以其人胃气弱，易动故也。　（下利者先煎芍药三沸。）（280）

486. 师曰：妇人得平脉，阴脉小弱其人渴，不能食，无寒热，名妊娠，桂枝汤主之。于法六十日，当有此证，设有医治逆者，一月，加吐下者，则绝之。（金匮·妇人妊娠篇）

【太阴在脏】

小建中汤证

487. 虚劳里急，悸，衄，腹中痛，梦失精，四肢酸疼，手足烦热，咽干口燥，小建中汤主之。（金匮·血痹虚劳病篇）

小建中汤方

桂枝（去皮，三两）　甘草（炙，三两）　大枣（十二枚）

芍药（六两）　生姜（三两）　胶饴（一升）

上六味，以水七升，煮取三升，去滓，纳胶饴，更上微火消解，温服一升，日三服。（呕家不可用建中汤，以甜故也。）

488. 男子黄，小便自利，当与虚劳小建中汤。（方见虚劳中。）（金匮·黄疸病篇）

489. 妇人腹中痛，小建中汤主之。（金匮·妇人杂病篇）

490. 《千金》内补当归建中汤：治妇人产后虚羸不足，腹中刺痛不止，吸吸少气，或苦少腹中急摩痛，引腰背，不能食饮。产后一月，日得服四五剂为善，令人强壮宜。（金匮·妇人产后病篇）

当归建中汤

当归（四两）　桂枝（三两）　芍药（六两）　生姜（三两）
甘草（二两）　大枣（十二枚）

上六味，以水一斗，煮取三升，分温三服，一日令尽。

若大虚，加饴糖六两，汤成纳之，于火上暖令饴消，若去血过多，崩伤内衄不止，加地黄六两，阿胶二两，合八味，汤成纳阿胶，若无当归，以川芎代之，若无生姜，以干姜代之。

491. 虚劳里急，诸不足，黄芪建中汤主之。（于小建中汤内加黄芪一两半，余依上法。气短胸满者，加生姜，腹满者，去枣加茯苓一两半，及疗肺虚损不足，补气加半夏三两。）（《千金》疗男女因积冷气滞，或大病后不复常，苦四肢沉重，骨肉酸疼，吸吸少气，行动喘乏，胸满气急，腰背强痛，心中虚悸，咽干唇燥，面体少色，或饮食无味，胁肋腹胀，头重不举，多卧少起，甚者积年，轻者百日，渐致瘦弱，五脏气竭，则难可复常，六脉俱不足，虚寒乏气，少腹拘急，羸瘠百病，名曰黄芪建中汤，又有人参二两。）（金匮·

血痹虚劳病篇）

理中丸证

492. 霍乱，头痛、发热、身疼痛、热多欲饮水者，五苓散主之；寒多不用水者，理中丸主之。（霍乱病篇·386）

理中丸方（下有作汤加减法）

人参　干姜　甘草（炙）　白术（各三两）

上四味，捣筛，蜜和为丸，如鸡子黄许大。以沸汤数合，和一丸，研碎，温服之，日三四，夜二服；腹中未热，益至三四丸，然不及汤。

汤法：以四物，依两数切，用水八升，煮取三升，去滓，温服一升，日三服。若脐上筑者，肾气动也，去术，加桂四两；吐多者，去术，加生姜三两；下多者，还用术；悸者，加茯苓二两；渴欲得水者，加术，足前成四两半；腹中痛者，加人参，足前成四两半；寒者，加干姜，足前成四两半；腹满者，去术，加附子一枚。服汤后，如食顷，饮热粥一升许，微自温，勿发揭衣被。

493. 太阴当发身黄，若小便自利者，不能发黄。至七八日，虽暴烦下利，日十余行，必自止，以脾家实，腐秽当去故也。（278）

494. 中寒，其人下利，以里虚也，欲嚏不能，此人肚中寒。（一云痛）（金匮·腹满寒疝宿食病篇）

495. 夫瘦人绕脐痛，必有风冷，谷气不行，而反下之，其气必冲；不冲者，心下则痞。（金匮·腹满寒疝宿食病篇）

茯苓饮证

496.《外台》茯苓饮治心胸中有停痰宿水，自吐出水后，心胸

间虚，气满不能食，消痰气，令能食。（金匮·痰饮咳嗽病篇）

茯苓饮

茯苓 人参 白术（各三两） 枳实（二两） 橘皮（二两半） 生姜（四两）

上六味，水六升，煮取一升八合，分温三服，如人行八九里进之。

枳术汤证

497. 心下坚，大如盘，边如旋盘，水饮所作，枳术汤主之。（金匮·水气病篇）

枳术汤

枳实（七枚） 白术（二两）

上二味，以水五升，煮取三升，分温三服。腹中软，即当散也。

大建中汤证

498. 心胸中大寒痛，呕不能饮食，腹中寒，上冲皮起，出见有头足，上下痛而不可触近，大建中汤主之。（金匮·腹满寒疝宿食病篇）

大建中汤

蜀椒（二合，去汗） 干姜（四两） 人参（二两）

上三味，以水四升，煮取二升，去滓，纳胶饴一升，微火煎取一升半，分温再服，如一炊顷，可饮粥二升，后更服，当一日食糜，温覆之。

太阴肺证

甘草干姜汤证

499. 问曰：热在上焦者，因咳为肺痿。肺痿之病，从何得之？师曰：或从汗出，或从呕吐，或从消渴，小便利数，或从便难，又被快药下利，重亡津液，故得之。曰：寸口脉数，其人咳，口中反有浊唾涎沫者何？师曰：为肺痿之病。若口中辟辟燥，咳即胸中隐隐痛，脉反滑数，此为肺痈，咳唾脓血。脉数虚者为肺痿，数实者为肺痈。（金匮·肺痿肺痈咳嗽上气病篇）

500. 肺痿吐涎沫而不咳者，其人不渴，必遗尿，小便数。所以然者，以上虚不能制下故也。此为肺中冷，必眩，多涎唾，甘草干姜汤以温之。若服汤已渴者，属消渴。（金匮·肺痿肺痈咳嗽上气病篇）

甘草干姜汤方
甘草（炙，四两）　干姜（炮，二两）
上㕮咀，以水三升，煮取一升五合，去滓，分温再服。

501. 夫中寒家，喜欠，其人清涕出，发热色和者，善嚏。（金匮·腹满寒疝宿食病篇）

生姜甘草汤证

502.《千金》生姜甘草汤：治肺痿咳唾，涎沫不止，咽燥而渴。（金匮·肺痿肺痈咳嗽上气病篇）

生姜甘草汤
生姜（五两）　人参（三两）　甘草（四两）　大枣（十五

枚）

上四味，以水七升，煮取三升，分温三服。

【太阴虚劳】

桂枝加龙骨牡蛎汤证

503. 夫失精家，少腹弦急，阴头寒，目眩（一作目眶痛），发落，脉极虚芤迟，为清谷，亡血，失精。脉得诸芤动微紧，男子失精，女子梦交，桂枝加龙骨牡蛎汤主之。

桂枝加龙骨牡蛎汤方（《小品》云：虚羸浮热汗出者，除桂加白薇、附子各三分，故曰二加龙骨汤。）（金匮·血痹虚劳病篇）

桂枝加龙骨牡蛎汤

桂枝　芍药　生姜（各三两）　　甘草（二两）　　大枣（十二枚）　龙骨　牡蛎（各三两）

上七味，以水七升，煮取三升，分温三服。

黄芪桂枝五物汤证

504. 问曰：血痹病从何得之？师曰：夫尊荣人骨弱肌肤盛，重因疲劳汗出，卧不时动摇，加被微风，遂得之。但以脉自微涩，在寸口，关上小紧，宜针引阳气，令脉和、紧去则愈。（金匮·血痹虚劳病篇）

505. 血痹，阴阳俱微，寸口关上微，尺中小紧，外证身体不仁，如风痹状，黄芪桂枝五物汤主之。（金匮·血痹虚劳病篇）

黄芪桂枝五物汤

黄芪（三两）　芍药（三两）　桂枝（三两）　生姜（六两）
大枣（十二枚）

上五味，以水六升，煮取二升，温服七合，日三服。（一方有
人参。）

甘姜苓术汤证

506. 肾著之病，其人身体重，腰中冷，如坐水中，形如水状，
反不渴，小便自利，饮食如故，病属下焦。身劳汗出，衣（一作表）
里冷湿，久久得之。腰以下冷痛，腹重如带五千钱，甘姜苓术汤主
之。（金匮·五脏风寒积聚病篇）

甘草干姜茯苓白术汤

甘草　白术（各二两）　干姜　茯苓（各四两）

上四味，以水五升，煮取三升，分温三服，腰中即温。

卷九　辨少阴病脉证并治

【少阴概论】

一、少阴病脉证提纲

507. 少阴之为病，脉微细，但欲寐也。（281）

508. 少阴病，欲吐不吐，心烦但欲寐，五六日自利而渴者，属少阴也，虚故引水自救。若小便色白者，少阴病形悉具。小便白者，以下焦虚有寒，不能制水，故令色白也。（282）

二、少阴禁忌

509. 少阴病，脉细沉数，病为在里，不可发汗。（285）

510. 少阴病，脉微，不可发汗，亡阳故也。阳已虚，尺脉弱涩者，复不可下之。（286）

三、少阴传经

511. 少阴中风，脉阳微阴浮者，为欲愈。（290）

512. 少阴病欲解时，从子至寅上。（291）

四、少阴死症

513. 少阴病，脉紧，至七八日，自下利，脉暴微，手足反温，脉紧反去者，为欲解也，虽烦下利，必自愈。（287）

514. 少阴病，下利，若利自止，恶寒而蜷卧，手足温者，可治。（288）

515. 少阴病，恶寒而蜷，时自烦，欲去衣被者，可治。（289）

516. 少阴病，吐利，手足不逆冷，反发热者，不死。脉不至者（至一作足），灸少阴七壮。（292）

517. 少阴病，恶寒，身蜷而利，手足逆冷者，不治。（295）

518. 少阴病，下利止而头眩，时时自冒者死。（297）

519. 下利，脉沉而迟，其人面少赤，身有微热，下利清谷者，必郁冒，汗出而解，病人必微厥，所以然者，其面戴阳，下虚故也。（厥阴病篇·366）（金匮·呕吐哕下利病篇同）

520. 少阴病六七日，息高者死。（299）

521. 病者痿黄，躁而不渴，胸中寒实而利不止者，死。（金匮·腹满寒疝宿食病篇）

522. 少阴病，吐利躁烦，四逆者死。（296）

523. 少阴病，四逆，恶寒而身蜷，脉不至，不烦而躁者死。（一作吐利而躁逆者死）（298）

524. 少阴病，脉微细沉，但欲卧，汗出不烦，自欲吐，至五六日自利，复烦躁，不得卧寐者死。（300）

525. 伤寒发热，下利，厥逆，躁不得卧者，死。（厥阴病篇·344）

五、少阴动血

尿血

526. 少阴病，八九日，一身手足尽热者，以热在膀胱，必便血也。（293）

便血：黄土汤证

527. 少阴病，但厥无汗，而强发之，必动其血，未知从何道

出，或从口鼻，或从目出者，是名下厥上竭，为难治。（294）

528. 下血，先便后血，此远血也，黄土汤主之。（金匮·惊悸吐衄下血胸满瘀血病篇）

黄土汤（亦主吐血，衄血）

甘草　干地黄　白术　附子（炮）　　阿胶　黄芩（各三两）灶中黄土（半斤）

上七味，以水八升，煮取三升，分温二服。

漏下：胶艾汤证

529. 师曰：妇人有漏下者，有半产后因续下血都不绝者，有妊娠下血者，假令妊娠腹中痛，为胞阻，胶艾汤主之。（金匮·妇人妊娠病篇）

芎归胶艾汤

川芎　阿胶　甘草（各二两）　艾叶　当归（各三两）　芍药（四两）　干地黄（六两）

上七味，以水五升，清酒三升，合煮取三升，去滓，纳胶令消尽，温服一升，日三服。不瘥更作。（一方加干姜一两。胡洽治妇人胞动无干姜。）

530. 妇人陷经漏下，黑不解，胶姜汤主之。（金匮·妇人杂病篇）（臣亿等校诸本无胶姜汤方，想是前妊娠中胶艾汤。）

吐血：柏叶汤证

531. 吐血不止者，柏叶汤主之。（金匮·惊悸吐衄下血胸满瘀血病篇）

柏叶汤

柏叶 干姜（各三两） 艾叶（三把）

上三味，以水五升，取马通汁一升合煮，取一升，分温再服。

下利脓血：桃花汤证

532. 少阴病，下利便脓血者，桃花汤主之。（306）（金匮·呕吐哕下利病篇同，少"少阴病"三字）

桃花汤

赤石脂（一斤，一半全用，一半筛末） 干姜（一两） 粳米（一升）

上三味，以水七升，煮米令熟，去滓。温服七合，纳赤石脂末，方寸匕，日三服。若一服愈，余勿服。

533. 少阴病，二三日至四五日，腹痛，小便不利，下利不止，便脓血者，桃花汤主之。（307）

534. 少阴病，下利便脓血者，可刺。（308）

六、少阴咽痛

535. 病人脉阴阳俱紧，反汗出者，亡阳也。此属少阴，法当咽痛而复吐利。（283）

猪肤汤证

536. 少阴病，下利、咽痛、胸满、心烦，猪肤汤主之。（310）

猪肤汤

猪肤（一斤）

上一味，以水一斗，煮取五升，去滓，加白蜜一升，白粉五合熬香，和令相得，温分六服。

甘草汤证

537. 少阴病二三日，咽痛者，可与甘草汤；不瘥，与桔梗汤。（311）

甘草汤
甘草（二两）
上一味，以水三升，煮取一升半，去滓，温服七合，日二服。

桔梗汤
桔梗（一两）　甘草（二两）
上二味，以水三升，煮取一升，去滓，温分再服。

538.《千金》甘草汤：治肺痿。（金匮·肺痿肺痈咳嗽上气病篇）

苦酒汤证

539. 少阴病，咽中伤，生疮，不能语言，声不出者，苦酒汤主之。（312）

苦酒汤
半夏（洗，破如枣核，十四枚）　鸡子（去黄，纳上苦酒，着鸡子壳中，一枚）
上二味，纳半夏，着苦酒中，以鸡子壳置刀环中，安火上，令三沸，去滓，少少含咽之；不瘥，更作三剂。

半夏散及汤证

540. 少阴病，咽中痛，半夏散及汤主之。（313）

半夏散及汤

半夏（洗）　桂枝（去皮）　甘草（炙）

上三味，等分，各别捣筛已，合治之。白饮和服方寸匕，日三服。若不能散服者，以水一升，煎七沸，纳散两方寸匕，更煮三沸，下火令小冷，少少咽之。半夏有毒，不当散服。

【少阴在经】

麻黄附子甘草汤证

541. 少阴病，得之二三日，麻黄附子甘草汤，微发汗。以二三日无证，故微发汗也。（302）

麻黄附子甘草汤

麻黄（去节，二两）　甘草（炙，二两）　附子（炮，去皮，破八片，一枚）

上三味，以水七升，先煮麻黄一两沸，去上沫，纳诸药，煮取三升，去滓，温服一升，日三服。

麻黄附子汤证

542. 水之为病，其脉沉小，属少阴。浮者为风，无水虚胀者为气。水，发其汗即已。脉沉者，宜麻黄附子汤。浮者，宜杏子汤。（金匮·水气病篇）

（杏子汤方未见。）

麻黄附子汤

麻黄（三两）　甘草（二两）　附子（一枚，炮）

上三味，以水七升，先煮麻黄，去上沫，纳诸药，煮取二升半，温服八分，日三服。

麻黄细辛附子汤证

543. 少阴病，始得之，反发热，脉沉者，麻黄细辛附子汤主之。（301）

麻黄细辛附子汤

麻黄（去节，二两）　细辛（二两）　附子（炮，去皮，破八片，一枚）

上三味，以水一斗，先煮麻黄，减二升，去上沫，纳诸药，煮取三升，去滓，温服一升，日三服。

544. 师曰：寸口脉迟而涩，迟则为寒，涩为血不足；趺阳脉微而迟，微则为气，迟则为寒，寒气不足，则手足逆冷，手足逆冷，则荣卫不利，荣卫不利，则腹满肠鸣相逐；气转膀胱，荣卫俱劳；阳气不通即身冷，阴气不通即骨疼；阳前通则恶寒，阴前通则痹不仁，阴阳相得，其气乃行，大气一转，其气乃散。实则失气，虚则遗尿，名曰气分。桂枝去芍加麻辛附子汤主之。（金匮·水气病篇）

桂枝去芍药加麻黄细辛附子汤

桂枝（三两）　生姜（三两）　甘草（二两）　大枣（十二枚）　麻黄　细辛（各二两）　附子（炮，一枚）

上七味，以水七升，煮麻黄，去上沫，纳诸药，煮取二升，分温三服。当汗出，如虫行皮中即愈。

【少阴在脏】

少阴热化

一、热化证
黄连阿胶汤证
545. 少阴病，得之二三日以上，心中烦，不得卧，黄连阿胶汤主之。（303）

黄连阿胶汤
黄连（四两）　黄芩（二两）　芍药（二两）　鸡子黄（二枚）　阿胶（三两，一云三挺）
上五味，以水六升，先煮三物，取二升，去滓；纳胶烊尽，小冷；纳鸡子黄，搅令相得。温服七合，日三服。

黄连粉证
546. 浸淫疮，黄连粉主之。（方未见。）（金匮·疮痈肠痈浸淫病篇）
547. 浸淫疮，从口流向四肢者可治，从四肢流来入口者，不可治。（金匮·疮痈肠痈浸淫病篇）
548. 呕家有痈脓者，不可治呕，脓尽自愈。（厥阴病篇·376）

酸枣仁汤证
549. 虚劳虚烦不得眠，酸枣仁汤主之。（金匮·血痹虚劳病篇）

酸枣仁汤

酸枣仁（二升）　甘草（一两）　知母（二两）　茯苓（二两）　川芎（二两）（深师有生姜二两）

上五味，以水八升，煮酸枣仁得六升，纳诸药煮取三升，分温三服。

百合病

550. 论曰：百合病者，百脉一宗，悉致其病也。意欲食复不能食，常默然，欲卧不能卧，欲行不能行，饮食或有美时，或有不用闻食臭时，如寒无寒，如热无热，口苦，小便赤，诸药不能治，得药则剧吐利，如有神灵者，身形如和，其脉微数。每溺时头痛者，六十日乃愈；若溺时头不痛，淅然者，四十日愈；若溺快然，但头眩者，二十日愈。其证或未病而预见，或病四五日而出，或病二十日，或一月微见者，各随证治之。（金匮·百合狐惑阴阳毒病篇）

551. 百合病，不经吐、下、发汗，病形如初者，百合地黄汤主之。（金匮·百合狐惑阴阳毒病篇）

百合地黄汤

百合（擘，七枚）　生地黄汁（一升）

上以水洗百合，渍一宿，当白沫出，去其水，更以泉水二升，煎取一升，去滓，纳地黄汁，煎取一升五合，分温再服。中病勿更服，大便当如漆。

552. 百合病，发汗后者，百合知母汤主之。（金匮·百合狐惑阴阳毒病篇）

百合知母汤

百合（擘，七枚） 知母（切，三两）

上先以水洗百合，渍一宿，当白沫出，去其水，更以泉水二升，煎取一升，去滓；别以泉水二升煎知母，取一升，去滓；后合和煎，取一升五合，分温再服。

553. **百合病，下之后者，滑石代赭汤主之。**（金匮·百合狐惑阴阳毒病篇）

滑石代赭汤

百合（擘，七枚） 滑石（碎，绵裹，三两） 代赭石（碎，绵裹，如弹丸大一枚）

上先以水洗百合，渍一宿，当白沫出，去其水，更以泉水二升煎取一升，去滓；别以泉水二升煎滑石、代赭，取一升，去滓，后合和重煎，取一升五合，分温服。

554. **百合病，变发热者**（一作发寒热），**百合滑石散主之。**（金匮·百合狐惑阴阳毒病篇）

百合滑石散

百合（炙，一两） 滑石（三两）

上为散，饮服方寸匕，日三服，当微利者，止服，热则除。

555. **百合病，吐之后者，百合鸡子汤主之。**（金匮·百合狐惑阴阳毒病篇）

百合鸡子汤

百合（擘，七枚） 鸡子黄（一枚）

上先以水洗百合，渍一宿，当白沫出，去其水，更以泉水二升，煎取一升，去滓，纳鸡子黄，搅匀，煎五合，温服。

556．百合病，一月不解，变成渴者，百合洗方主之。（金匮·百合狐惑阴阳毒病篇）

百合洗方

上以百合一升，以水一斗，渍之一宿，以洗身，洗已，食煮饼，勿以盐豉也。

557．百合病，渴不瘥者，栝蒌牡蛎散主之。（金匮·百合狐惑阴阳毒病篇）

栝蒌牡蛎散

栝蒌根 牡蛎（熬）（各等分）

上为细末，饮服方寸匕，日三服。

558．百合病，见于阴者，以阳法救之；见于阳者，以阴法救之。见阳攻阴，复发其汗，此为逆，见阴攻阳，乃复下之，此亦为逆。（金匮·百合狐惑阴阳毒病篇）

甘草小麦大枣汤证

559．妇人脏躁，喜悲伤欲哭，像如神灵所作，数欠伸，甘麦大枣汤主之。（金匮·妇人杂病篇）

甘草小麦大枣汤

甘草（三两）　小麦（一升）　大枣（十枚）

上三味，以水六升，煮取三升，温分三服。亦补脾气。

猪膏发煎证

560. 诸黄，猪膏发煎主之。（金匮·黄疸病篇）

猪膏发煎方

猪膏（半斤）　乱发（如鸡子大三枚）

上二味，和膏中煎之，发消药成，分再服。病从小便出。

561. 胃气下泄，阴吹而正喧，此谷气之实也，猪膏发煎导之。（金匮·妇人杂病篇）

当归贝母苦参丸证

562. 妊娠，小便难，饮食如故，当归贝母苦参丸主之。（金匮·妇人妊娠病篇）

当归贝母苦参丸

当归　贝母　苦参（各四两）

上三味，末之，炼蜜丸如小豆大，饮服三丸，加至十丸。

（男子加滑石半两。）

苦参汤证

563. 蚀于下部则咽干，苦参汤洗之。（金匮·百合狐惑阴阳毒病篇）

苦参汤方

苦参一升

以水一斗，煎取七升，去滓。熏洗，日三服。

564. 蚀于肛者，雄黄熏之。（金匮·百合狐惑阴阳毒病篇）

雄黄

上一味，为末，筒瓦二枚合之，烧，向肛熏之。（《脉经》云：病患或从呼吸上蚀其咽，或从下焦蚀其肛阴。蚀上为惑，蚀下为狐，狐惑病者，猪苓散主之。）

565. 小儿疳虫蚀齿方（金匮·妇人杂病篇）

雄黄　葶苈

上二味，末之，取腊月猪脂，熔，以槐枝绵裹头四五枚，点药烙之。

566. 病者脉数，无热，微烦，默默但欲卧，汗出。初得之三四日，目赤如鸠眼，七八日，目四眦（一本此有黄字）黑。若能食者，脓已成也，赤豆当归散主之。（金匮·百合狐惑阴阳毒病篇）

赤豆当归散

赤小豆（三升，浸令芽出，曝干）　当归（三两）

上二味，杵为散，浆水服方寸匕，日三服。

二、少阴热化夹饮证

猪苓汤证

567. 少阴病，下利六七日，咳而呕渴，心烦不得眠者，猪苓汤主之。（319）

猪苓汤
猪苓（去皮）　茯苓　阿胶　泽泻　滑石（各一两）
上五味，以水四升，先煮四物，取二升，去滓，纳阿胶烊尽。温服七合，日三服。

568. 若脉浮发热，渴欲饮水，小便不利者，猪苓汤主之。（阳明病篇·223）（金匮·消渴小便不利淋病篇同，无"若"）

569. 阳明病，汗出多而渴者，不可与猪苓汤。以汗多胃中燥，猪苓汤复利其小便故也。（阳明病篇·224）

葵子茯苓散证

570. 妊娠有水气，身重，小便不利，洒淅恶寒，起即头眩，葵子茯苓散主之。（金匮·妇人妊娠病篇）

葵子茯苓散
葵子（一斤）　茯苓（三两）
上二味，杵为散，饮服方寸匕，日三服，小便利则愈。

蒲灰散证

571. 小便不利，蒲灰散主之，滑石白鱼散、茯苓戎盐汤并主

之。（金匮·消渴小便不利淋病篇）

蒲灰散
蒲灰（七分）　滑石（三分）
上二味，杵为散，饮服方寸匕，日三服。

滑石白鱼散
滑石（二分）　乱发（二分，烧）　白鱼（二分）
上三味，杵为散，饮服半钱匕，日三服。

茯苓戎盐汤
茯苓（半斤）　白术（二两）　戎盐（弹丸大，一枚）
上三味，先将茯苓、白术煎成，入戎盐，再煎，分温三服。

少阴寒化

一、寒化证

心阳虚

572. 师曰：夫脉当取太过不及，阳微阴弦，即胸痹而痛，所以
然者，责其极虚也。今阳虚知在上焦，所以胸痹、心痛者，以其阴
弦故也。（金匮·胸痹心痛短气病篇）

栝蒌薤白白酒汤证

573. 胸痹之病，喘息咳唾，胸背痛，短气，寸口脉沉而迟，关
上小紧数，栝蒌薤白白酒汤主之。（金匮·胸痹心痛短气病篇）

栝蒌薤白白酒汤

栝蒌实（捣，一枚）　薤白（半升）　白酒（七升）

上三味，同煮取二升，分温再服。

栝蒌薤白半夏汤证

574. 胸痹不得卧，心痛彻背者，栝蒌薤白半夏汤主之。（金匮·胸痹心痛短气病篇）

栝蒌薤白半夏汤

栝蒌实（捣，一枚）　薤白（三两）　半夏（半斤）　白酒（一斗）

上四味，同煮取四升，温服一升，日三服。

枳实薤白桂枝汤证

575. 胸痹，心中痞，留气结在胸，胸满，胁下逆抢心，枳实薤白桂枝汤主之，人参汤亦主之。（金匮·胸痹心痛短气病篇）

枳实薤白桂枝汤

枳实（四枚）　厚朴（四两）　薤白（半斤）　桂枝（一两）栝蒌实（捣，一枚）

上五味，以水五升，先煮枳实、厚朴，取二升，去滓，纳诸药，煮数沸，分温三服。

桂枝生姜枳实汤证

576. 心中痞，诸逆，心悬痛，桂枝生姜枳实汤主之。（金匮·胸痹心痛短气病篇）

桂枝生姜枳实汤

桂枝　生姜（各三两）　　枳实（五枚）

上三味，以水六升，煮取三升，分温三服。

肾阳虚

四逆汤证

577. 少阴病，脉沉者，急温之，宜四逆汤。（323）

578. 脉浮而迟，表热里寒，下利清谷者，四逆汤主之。（阳明病篇·225）

579. 大汗出，热不去，内拘急，四肢疼，又下利厥逆而恶寒者，四逆汤主之。（厥阴病篇·353）

580. 大汗，若大下利而厥冷者，四逆汤主之。（厥阴病篇·354）

581. 吐利汗出，发热恶寒，四肢拘急，手足厥冷者，四逆汤主之。（霍乱病篇·388）

582. 既吐且利，小便复利而大汗出，下利清谷，内寒外热，脉微欲绝者，四逆汤主之。（霍乱病篇·389）

583. 呕而脉弱，小便复利，身有微热，见厥者，难治，四逆汤主之。（厥阴病篇·377）（金匮·呕吐哕下利病篇同）

584. 少阴病，饮食入口则吐；心中温温欲吐，复不能吐。始得之，手足寒、脉弦迟者，此胸中实，不可下也，当吐之；若膈上有寒饮，干呕者，不可吐也，当温之，宜四逆汤。（324）

585. 少阴病，下利，脉微涩，呕而汗出，必数更衣，反少者，当温其上，灸之。（《脉经》云：灸厥阴可五十壮。）（325）

四逆加人参汤证

586. 问曰：病有霍乱者何？答曰：呕吐而利，此名霍乱。（霍乱病篇·382）

587. 问曰：病发热、头痛、身疼、恶寒、吐利者，此属何病，答曰：此名霍乱。霍乱自吐下，又利止，复更发热也。（霍乱病篇·383）

588. 伤寒，其脉微涩者，本是霍乱，今是伤寒，却四五日，至阴经上，转入阴必利。本呕下利者，不可治也。欲似大便，而反失气，仍不利者，此属阳明也。便必硬，十三日愈，所以然者，经尽故也。下利后，当便硬，硬则能食者愈。今反不能食，到后经中，颇能食，复过一经能食，过之一日当愈；不愈者，不属阳明也。（霍乱病篇·384）

589. 恶寒，脉微（一作缓）而复利，利止，亡血也，四逆加人参汤主之。（霍乱病篇·385）

四逆加人参汤
甘草（炙，二两）　附子（生，去皮，破八片，一枚）　干姜（一两半）　人参（一两）
上四味，以水三升，煮取一升二合，去滓，分温再服。

干姜附子汤证
590. 下之后，复发汗，昼日烦躁不得眠，夜而安静，不呕、不渴，无表证，脉沉微，身无大热者，干姜附子汤主之。（太阳病篇·61）

干姜附子汤
干姜（一两）　附子（生用，去皮，切八片，一枚）

上二味，以水三升，煮取一升，去滓，顿服。

术附汤证

591.《近效方》术附汤：治风虚头重眩，苦极，不知食味，暖肌补中，益精气。（金匮·中风历节病篇）

术附汤

白术（二两）　附子（炮，去皮，一枚半）　甘草（炙，一两）

上三味，剉，每五钱匕，姜（五片），枣（一枚），水盏半，煎七分，去滓，温服。

592. 天雄散证（金匮·血痹虚劳病篇）

天雄散

天雄（炮，三两）　白术（八两）　桂枝（六两）　龙骨（三两）

上四味，杵为散，酒服半钱匕，日三服，不知，稍增之。

593. 头风摩散（金匮·中风历节病篇）

大附子（炮，一枚）　盐（各等分）
上二味为散，沐了，以方寸匕，已摩疚上，令药力行。

附子粳米汤证

594. 腹中寒气，雷鸣切痛，胸胁逆满，呕吐，附子粳米汤主之。（金匮·腹满寒疝宿食病篇）

附子粳米汤

附子（炮，一枚）　半夏（半升）　甘草（一两）　大枣（十枚）　粳米（半升）

上五味，以水八升，煮米熟汤成，去滓，温服一升，日三服。

赤丸证

595. 寒气厥逆，赤丸主之。（金匮·腹满寒疝宿食病篇）

赤丸

茯苓（四两）　半夏（洗，四两，一方用桂）　乌头（炮，二两）　细辛（一两，《千金》作人参。）

上四味，末之，纳真朱为色，炼蜜丸如麻子大，先食酒饮下三丸，日再夜一服，不知，稍增之，以知为度。

大乌头煎证

596. 腹痛，脉弦而紧，弦则卫气不行，即恶寒；紧则不欲食，邪正相搏，即为寒疝。绕脐痛，若发则白汗出，手足厥冷，其脉沉紧者，大乌头煎主之。（金匮·腹满寒疝宿食病篇）

乌头煎

乌头（熬去皮，不㕮咀，大者五枚）

上以水三升，煮取一升，去滓，纳蜜二升，煎令水气尽，取二升，强人服七合，弱人服五合。不瘥，明日更服，不可一日再服。

乌头桂枝汤证

597. 寒疝腹中痛，逆冷，手足不仁，若身疼痛，灸刺、诸药不能治，抵当乌头桂枝汤主之。（金匮·腹满寒疝宿食病篇）

乌头桂枝汤

乌头

上一味，以蜜二斤，煎减半，去滓，以桂枝汤五合解之，得一升后，初服二合，不知，即服三合，又不知，复加之五合。其知者如醉状，得吐者为中病。

桂枝汤

桂枝（去皮，三两）　芍药（三两）　甘草（炙，二两）　生姜（三两）　大枣（十二枚）

上五味，㕮咀，以水七升，微火煮取三升，去滓。

598. 其脉数而紧，乃弦，状如弓弦，按之不移。脉数弦者，当下其寒。脉紧大而迟者，必心下坚。脉大而紧者，阳中有阴，可下之。（金匮·腹满寒疝宿食病篇）

599.《外台》乌头汤：治寒疝腹中绞痛，赋风入攻五脏，拘急不得转侧，发作有时，使人阴缩，手足厥逆。（金匮·腹满寒疝宿食病篇）

薏苡附子散证

600. 胸痹，缓急者，薏苡附子散主之。（金匮·胸痹心痛短气病篇）

薏苡附子散

薏苡仁（十五两）　大附子（炮，十枚）

上二味，杵为散，服方寸匕，日三服。

薏苡附子败酱散证

601. 肠痈之为病，其身甲错，腹皮急，按之濡，如肿状，腹无积聚，身无热，脉数，此为肠内有痈脓，薏苡附子败酱散主之。（金匮·疮痈肠痈浸淫病篇）

薏苡附子败酱散
薏苡仁（十分） 附子（二分） 败酱（五分）
上三味，杵为末，取方寸匕，以水二升，煎减半，顿服，小便当下。

二、寒化夹饮证
茯苓四逆汤证

602. 发汗若下之，病仍不解，烦躁者，茯苓四逆汤主之。（太阳病篇·97）

茯苓四逆汤
茯苓（四两） 人参（一两） 附子（生用，去皮，破八片，一枚） 甘草（炙，二两） 干姜（一两半）
上五味，以水五升，煮取三升，去滓，温服七合，日二服。

附子汤证

603. 少阴病，得之一二日，口中和，其背恶寒者，当灸之，附子汤主之。（304）

附子汤
附子（炮，去皮，破八片，二枚） 茯苓（三两） 人参（二两） 白术（四两） 芍药（三两）

上五味，以水八升。煮取三升，去滓，温服一升，日三服。

604. 少阴病，身体痛，手足寒，骨节痛，脉沉者，附子汤主之。（305）

605. 妇人怀娠六七月，脉弦发热，其胎愈胀，腹痛恶寒者，少腹如扇。所以然者，子脏开故也，当以附子汤温其脏。（方未见）（金匮·妇人妊娠病篇）

真武汤证

606. 少阴病，二三日不已，至四五日，腹痛、小便不利，四肢沉重疼痛，自下利者，此为有水气。其人或咳，或小便利，或下利，或呕者，真武汤主之。（316）

真武汤

茯苓（三两）　芍药（三两）　白术（二两）　生姜（切，三两）　附子（炮，去皮，破八片，一枚）

上五味，以水八升，煮取三升，去滓，温服七合，日三服。

若咳者，加五味子半升，细辛一两，干姜一两；若小便利者，去茯苓；若下利者，去芍药，加干姜二两；若呕者，去附子，加生姜，足前为半斤。

607. 太阳病发汗，汗出不解，其人仍发热，心下悸、头眩、身瞤动，振振欲擗（一作僻）地者，真武汤主之。（太阳病篇·82）

608. 下利气者，当利其小便。（金匮·呕吐哕下利病篇）

栝蒌瞿麦丸证

609. 小便不利者，有水气，其人若渴，用栝蒌瞿麦丸主之。（金匮·

消渴小便不利淋病篇）

栝蒌瞿麦丸

栝蒌根（二两）　茯苓　薯蓣（各三两）　附子（炮，一枚）
瞿麦（一两）

上五味，末之，炼蜜丸梧子大，饮服三丸，日三服。不知，增
至七八丸。以小便利，腹中温为知。

三、少阴虚劳证

八味肾气丸证

610. 虚劳腰痛，少腹拘急，小便不利者，八味肾气丸主之。（金匮·
血痹虚劳病篇）

八味肾气丸

干地黄（八两）　山茱萸　薯蓣（各四两）　泽泻　茯苓　牡
丹皮（各三两）桂枝　附子（炮，各一两）

上八味，末之，炼蜜和丸梧子大，酒下十五丸，日再服。

611. 问曰：妇人病，饮食如故，烦热不得卧，而反倚息者，何
也？师曰：此名转胞，不得溺也，以胞系了戾，故致此病，但利小
便则愈，宜肾气丸主之。（金匮·妇人杂病篇）

612. 崔氏八味丸：治脚气上入，少腹不仁。（金匮·中风历节
病篇）

613. 寸口脉浮而迟，浮即为虚，迟即为劳，虚则卫气不足，劳
则荣气竭。趺阳脉浮而数，浮即为气，数即消谷而大坚（一作紧），
气盛则溲数，溲数即坚，坚数相搏，即为消渴。（金匮·消渴小便不
利淋病篇）

614. 男子消渴，小便反多，以饮一斗，小便一斗，肾气丸主之。（金匮·消渴小便不利淋病篇）

当归生姜羊肉汤证

615. 产后腹中疞痛，当归生姜羊肉汤主之，并治腹中寒疝，虚劳不足。（金匮·妇人产后病篇）

当归生姜羊肉汤

当归（三两）　生姜（五两）　羊肉（一斤）

上三味，以水八升，煮取三升，温服七合，日三服。

若寒多者，加生姜成一斤；痛多而呕者，加橘皮二两，白术一两。加生姜者，亦加水五升，煮取三升二合，服之。

616. 寒疝，腹中痛及胁痛里急者，当归生姜羊肉汤主之。（金匮·腹满寒疝宿食病篇）

炙甘草汤证

617. 《千金翼》炙甘草汤（一云复脉汤）：治虚劳不足，汗出而闷，脉结悸，行动如常，不出百日，危急者十一日死。（金匮·血痹虚劳病篇）

炙甘草汤

甘草（炙，四两）　桂枝　生姜（各三两）　麦门冬（半升）　麻仁（半升）　人参　阿胶（各二两）　大枣（三十枚）　生地黄（一升）

上九味，以酒七升、水八升，先煮八味，取三升，去滓，纳胶消尽，温服一升，日三服。

618.《外台》炙甘草汤：治肺痿涎唾多，心中温温液液者。（金匮·肺痿肺痈咳嗽上气病篇）

四、少阴寒化外治法
蛇床子散证
619. 蛇床子散方：温阴中坐药。（金匮·妇人杂病篇）

蛇床子散
蛇床子仁
上一味，末之，以白粉少许，和令相得，如枣大，绵裹纳之，自然温。

狼牙汤证
620. 少阴脉滑而数者，阴中即生疮，阴中蚀疮烂者，狼牙汤洗之。（金匮·妇人杂病篇）

狼牙汤
狼牙（三两）
上一味，以水四升，煮取半升，以绵缠筋如茧，浸汤沥阴中，日四遍。

矾石丸证
621. 妇人经水闭不利，脏坚癖不止，中有干血，下白物，矾石丸主之。（金匮·妇人杂病篇）

矾石丸
矾石（烧，三分）　　杏仁（一分）

上二味，末之，炼蜜和丸枣核大，纳脏中，剧者再纳之。

622. 矾石汤证：治脚气冲心。（金匮·中风历节病篇）

矾石汤

矾石（二两）

上一味，以浆水一斗五升，煎三五沸，浸脚良。

卷十 辨厥阴病脉证并治

【厥阴概论】

一、厥阴病脉证提纲
623. 厥阴之为病，消渴，气上撞心，心中疼热，饥而不欲食，食则吐蛔，下之利不止。（326）

二、厥阴传经
624. 厥阴中风，脉微浮为欲愈；不浮为未愈。（327）
625. 厥阴病欲解时，从丑至卯上。（328）
626. 厥阴病，渴欲饮水者，少少与之，愈。（329）

【厥阴在经】

627. 手足厥寒，脉细欲绝者，当归四逆汤主之。（351）

当归四逆汤
当归（三两） 桂枝（去皮，三两） 芍药（三两） 细辛（三两） 甘草（炙，二两） 通草（二两） 大枣（擘，二十五枚。一法，十二枚）
上七味，以水八升，煮取三升，去滓，温服一升，日三服。

628. 若其人内有久寒者，宜当归四逆加吴茱萸生姜汤。（352）

当归四逆加吴茱萸生姜汤

当归（三两）　芍药（三两）　甘草（炙，二两）　通草（二两）　桂枝（去皮，三两）　细辛（三两）　生姜（切，半斤）吴茱萸（二升）　大枣（擘，二十五枚）

上九味，以水六升，清酒六升和，煮取五升，去滓，温分五服。（一方，酒水各四升。）

629. 病者手足厥冷，言我不结胸，小腹满，按之痛者，此冷结在膀胱关元也。（340）

【厥阴在脏】

一、厥阴错杂

乌梅丸证

630. 伤寒脉微而厥，至七八日肤冷，其人躁，无暂安时者，此为脏厥，非蛔厥也。蛔厥者，其人当吐蛔。今病者静，而复时烦者，此为脏寒。蛔上入其膈，故烦，须臾复止；得食而呕，又烦者，蛔闻食臭出，其人常自吐蛔。蛔厥者，乌梅丸主之。又主久利。（338）（金匮·趺蹶手指臂肿转筋阴狐疝蛔虫病篇同）

乌梅丸

乌梅（三百枚）　细辛（六两）　干姜（十两）　黄连（十六两）　当归（四两）　附子（炮，去皮，六两）　蜀椒（出汗，四两）　桂枝（去皮，六两）　人参（六两）　黄柏（六两）

上十味，异捣筛，合治之。以苦酒渍乌梅一宿，去核，蒸之五斗米下，饭熟捣成泥，和药令相得。纳臼中，与蜜杵二千下，丸如梧桐子大。先食饮服十丸，日三服，稍加至二十丸。禁生冷、滑物、臭食等。

631. 问曰：病腹痛有虫，其脉何以别之？师曰：腹中痛，其脉当沉，若弦反洪大，故有蛔虫。（金匮·跌蹶手指臂肿转筋阴狐疝蛔虫病篇）

632. 蛔虫之为病，令人吐涎，心痛，发作有时，毒药不止，甘草粉蜜汤主之。（金匮·跌蹶手指臂肿转筋阴狐疝蛔虫病篇）

甘草粉蜜汤
甘草（二两）　粉（一两）　蜜（四两）
上三味，以水三升，先煮甘草，取二升，去滓，纳粉、蜜，搅令和，煎如薄粥，温服一升，瘥即止。

633. 气利，诃黎勒散主之。（金匮·呕吐哕下利病篇）

诃黎勒散方
诃黎勒（煨，十枚）
上一味，为散，粥饮和，顿服。（疑非仲景方。）

温经汤证
634. 问曰：妇人年五十所，病下利数十日不止，暮即发热，少腹里急，腹满，手掌烦热，唇口干燥，何也？　师曰：此病属带下。何以故？曾经半产，瘀血在少腹不去。何以知之？其证唇口干燥，故知之。当以温经汤主之。（金匮·妇人杂病篇）

温经汤

吴茱萸（三两）　当归　川芎　芍药（各二两）　人参　桂枝
阿胶　牡丹皮（去心）　生姜　甘草（各二两）　半夏（半升）
麦门冬（一升，去心）

上十二味，以水一斗，煮取三升，分温三服。

亦主妇人少腹寒，久不受胎；兼取崩中去血，或月水来过多，
及至期不来。

635. 病人胸满，唇痿舌青，口燥，但欲漱水不欲咽，无寒热，
脉微大来迟，腹不满，其人言我满，为有瘀血。（金匮·惊悸吐衄下
血胸满瘀血病篇）

636. 病者如热状，烦满，口干燥而渴，其脉反无热，此为阴
伏，是瘀血也，当下之。（金匮·惊悸吐衄下血胸满瘀血病篇）

二、厥阴寒化

吴茱萸汤证

637. 干呕，吐涎沫，头痛者，吴茱萸汤主之。（378）（金匮·
呕吐哕下利病篇同）

吴茱萸汤

吴茱萸（汤洗七遍，一升）　人参（三两）　大枣（擘，十二
枚）　生姜（切，六两）

上四味，以水七升，煮取二升，去滓，温服七合，日三服。

638. 食谷欲呕，属阳明也，吴茱萸汤主之。得汤反剧者，属上
焦也。（243）

639. 少阴病，吐利，手足逆冷，烦躁欲死者，吴茱萸汤主之。

（309）

640. 呕而胸满者，茱萸汤主之。（金匮·呕吐哕下利病篇）

通脉四逆汤证

641. 下利清谷，里寒外热，汗出而厥者，通脉四逆汤主之。

（370）（金匮·呕吐哕下利病篇同）

通脉四逆汤

甘草（炙，二两） 附子（生，去皮，破八片，大者一枚）

干姜（三两，强人可四两）

上三味，以水三升，煮取一升二合，去滓，分温再服，其脉即

出者愈。

面色赤者，加葱九茎；腹中痛者，去葱，加芍药二两；呕者，

加生姜二两；咽痛者，去芍药，加桔梗一两；利止脉不出者，去桔

梗，加人参二两。病皆与方相应者，乃服之。

642. 少阴病，下利清谷，里寒外热，手足厥逆，脉微欲绝，身

反不恶寒，其人面色赤，或腹痛，或干呕，或咽痛，或利止脉不出

者，通脉四逆汤主之。（317）

643. 下利，脉沉而迟，其人面少赤，身有微热，下利清谷者，

必郁冒汗出而解，病人必微厥。所以然者，其面戴阳，下虚故也。

（366）

644. 吐已下断，汗出而厥，四肢拘急不解，脉微欲绝者，通脉

四逆加猪胆汁汤主之。（390）

通脉四逆加猪胆汁汤

甘草（炙，二两）　干姜（三两，强人可四两）　附子（生，去皮，破八片，大者一枚）　猪胆汁（半合）

上四味，以水三升，煮取一升二合，去滓，纳猪胆汁，分温再服，其脉即来。无猪胆，以羊胆代之。

白通汤证

645. 少阴病，下利，白通汤主之。（314）

白通汤

葱白（四茎）　干姜（一两）　附子（生，去皮，破八片，一枚）

上三味，以水三升，煮取一升，去滓，分温再服。

646. 少阴病，下利脉微者，与白通汤。利不止，厥逆无脉，干呕烦者，白通加猪胆汁汤主之。服汤，脉暴出者死，微续者生。（315）

白通加猪胆汁汤

葱白（四茎）　干姜（一两）　附子（生，去皮，破八片，一枚）　人尿（五合）　猪胆汁（一合）

上五味，以水三升，煮取一升，去滓，纳胆汁、人尿，和令相得，分温再服，若无胆，亦可用。

白术散证

647. 妊娠养胎，白术散主之。（金匮·妇人妊娠病篇）

白术散（见《外台》）

白术（四分）　川芎（四分）　蜀椒（三分）去汗　牡蛎（二分）

上四味，杵为散，酒服一钱匕，日三服，夜一服。

但苦痛，加芍药；心下毒痛，倍加川芎；心烦吐痛，不能食饮，加细辛一两，半夏大者二十枚，服之后，更以醋浆水服之；若呕，以醋浆水服之复不解者，小麦汁服之；已后渴者，大麦粥服之。病虽愈，服之勿置。

648. 妇人伤胎，怀身腹满，不得小便，从腰以下重，如有水气状，怀身七月，太阴当养不养，此心气实，当刺泻劳宫及关元，小便微利则愈。（见《玉函》）（金匮·妇人妊娠病篇）

九痛丸证
649. 九痛丸：治九种心痛。（金匮·胸痹心痛短气病篇）

九痛丸

附子（炮，三两）　生狼牙（炙香，一两）　巴豆（去皮心，熬，研如脂，一两）　人参　干姜　吴茱萸（各一两）

上六味，末之，炼蜜丸，如梧子大，酒下，强人初服三丸，日三服，弱者二丸。

兼治卒中恶，腹胀痛，口不能言。又治连年积冷，流注心胸痛，并冷肿上气，落马坠车血疾等，皆主之。忌口如常法。

乌头赤石脂丸证
650. 心痛彻背，背痛彻心，乌头赤石脂丸主之。（金匮·胸痹心痛短气病篇）

乌头赤石脂丸

蜀椒（一两，一法二分） 乌头（炮，一分） 附子（炮，半两，一法一分） 干姜（一两，一法一分） 赤石脂（一两，一法二分）

上五味，末之，蜜丸如梧子大，先食服一丸，日三服。不知，稍加服。

蜘蛛散证

651. 阴狐疝气者，偏有小大，时时上下，蜘蛛散主之。（金匮·跌蹶手指臂肿转筋阴狐疝蛔虫病篇）

蜘蛛散

蜘蛛（熬焦，十四枚） 桂枝（半两）

上二味，为散，取八分一匕，饮和服，日再服，蜜丸亦可。

652. 病金疮，王不留行散主之。（金匮·疮痈肠痈浸淫病篇）

王不留行散

王不留行（十分，八月八日采） 蒴藋细叶（十分，七月七日采） 桑东根白皮（十分，三月三日采） 甘草（十八分） 川椒（三分，除目及闭口，去汗） 黄芩（二分） 干姜（二分） 芍药（二分） 厚朴（二分）

上九味，桑根皮以上三味，烧灰存性，勿令灰过，各别杵筛，合治之为散，服方寸匕。小疮即粉之，大疮但服之。产后亦可服。如风寒，桑东根勿取之。前三物皆阴干百日。

仰望星空 脚踏实地

太阳

致吴门医述各位群友
吴雄志

各位群友：

　　即将过去的2015年，我们三百志愿者，带领两万中医人，学习《伤寒杂病论研究》与《重订伤寒杂病论》，书声声，应河汉！感谢大家的辛苦付出与一路陪伴！

　　我们是一群脚踏实地的理想主义者。因为理想，我们团结在了一起。在过去的一年里，我们脚踏实地，通过艰苦努力，建立了吴门医述医生教育平台，一路健康患者教育平台，TMR（Tradirional Medicine Research）与中国中医、中西医结合肿瘤高峰论坛年会的研究平台，以及巴山夜语中医传承基金。即将上线的一路健康APP，借助最新的互联网技术与长达8年的数据积累，我们将实现肿瘤数字化家庭医生，让肿瘤患者及家属得到专业的指导、正确的预防、治疗与康复，并不再孤单。经过我们长期不懈的努力，我们期待有一天在太湖边，一个公益的吴门大学堂，点亮一盏明灯，照亮数万中医人，永不熄灭！

　　我们还是一群有爱心的理想主义者！我们做公益，我们做慈善，传承中医，救济苍生。我们一路健康团队的很多人，都经历了生离死别之痛，多少次两泪纵横，大家对肿瘤患者及其家庭的痛苦都感同身受。是爱将我们凝聚到一起，去帮助那些无比痛苦的人，不抛弃，不放弃。我们的吴门医述，力争培养三万到五万名明医。如果每个中医一生治疗5000个患者，我们将能帮助1.5亿到2.5亿的人，这是何等的功德！

　　我们也是一群多年学习与研究中医、有使命的理想主义者。我们两位教授，带领一群博士、硕士，长期积累数据，艰苦研究，为复兴中医，推动中医大数据、互联网+与精准医学发展，推动中国肿瘤家庭医生的普及与互联网化，我们走在时代前列，我们有责任，有担当！

　　借用吴门医述后勤的一句话：我们脚踏实地，仰望星空。2016年，我将与大家一路相伴，追逐梦想！祝大家工作顺利，学业有成，生活幸福！谢谢大家！

2015.12.31

一路健康APP　　　一路健康　　　TMR杂志　　　吴门医述　　　灵兰医学

三、厥阴热化

白头翁汤证

653. 热利下重者，白头翁汤主之。（371）（金匮·呕吐哕下利病篇同）

白头翁汤

白头翁（二两）　黄柏（三两）　黄连（三两）　秦皮（三两）

上四味，以水七升，煮取二升，去滓，温服一升；不愈，更服一升。

654. 下利欲饮水者，以有热故也，白头翁汤主之。（373）

白头翁加甘草阿胶汤证

655. 产后下利虚极，白头翁加甘草阿胶汤主之。（金匮·妇人产后病篇）

白头翁加甘草阿胶汤

白头翁　甘草　阿胶（各二两）　秦皮　黄连　柏皮（各三两）

上六味，以水七升，煮取二升半，纳胶，令消尽，分温三服。

656. 下利，寸脉反浮数，尺中自涩者，必清脓血。（363）（金匮·呕吐哕下利病篇同）

657. 下利，脉数而渴者，今自愈，设不瘥，必清脓血，以有热故也。（367）（金匮·呕吐哕下利病篇同）

658. 若脉数不解，而下不止，必协热便脓血也。（258）

659. 下利，脉沉弦者，下重也；脉大者为未止；脉微弱数者，为欲自止，虽发热，不死。（365）（金匮·呕吐哕下利病篇同）

660. 伤寒四五日，腹中痛，若转气下趋少腹者，此欲自利也。（358）

661. 下利，有微热而渴，脉弱者，今自愈。（360）（金匮·呕吐哕下利病篇同）

662. 下利，脉数，有微热汗出，今自愈，设复紧，为未解。（一云设脉浮复紧）（361）（金匮·呕吐哕下利病篇同）

663. 《肘后》獭肝散：治冷劳，又主鬼疰一门相染。（金匮·血痹虚劳病篇）

獭肝一具，炙干末之，水服方寸匕，日三服。

664. 转筋之为病，其人臂脚直，脉上下行，微弦，转筋入腹者，鸡屎白散主之。（金匮·跗蹶手指臂肿转筋阴狐疝蛔虫病篇）

鸡屎白散
鸡屎白
上一味，为散，取方寸匕，以水六合，和，温服。

四、厥阴瘀血

大黄䗪虫丸证

665. 五劳虚极，羸瘦，腹满不能饮食，食伤、忧伤、饮伤、房室伤、饥伤、劳伤，经络荣卫气伤，内有干血，肌肤甲错，两目黯黑。缓中补虚，大黄䗪虫丸主之。（金匮·血痹虚劳病篇）

大黄䗪虫丸

大黄（蒸，十分）　黄芩（二两）　甘草（三两）　桃仁（一升）　杏仁（一升）　芍药（四两）　干地黄（十两）　干漆（一两）　虻虫（一升）　水蛭（百枚）　蛴螬（一升）　䗪虫（半升）

上十二味，末之，炼蜜和丸小豆大，酒饮服五丸，日三服。

鳖甲煎丸证

666. 病疟，以月一日发，当以十五日愈；设不瘥，当月尽解；如其不瘥，当如何？师曰：此结为癥瘕，名曰疟母，急治之，宜鳖甲煎丸。（金匮·疟病篇）

鳖甲煎丸

鳖甲（炙，十二分）　乌扇（烧，三分）　黄芩（三分）　柴胡（六分）　鼠妇（熬，三分）　干姜（三分）　大黄（三分）　芍药（五分）　桂枝（三分）　葶苈（一分）　石韦（去毛，三分）　厚朴（三分）　牡丹（去心，五分）　瞿麦（二分）　紫葳（三分）　半夏（一分）　人参（一分）　䗪虫（熬，五分）　阿胶（炙，三分）　蜂窠（熬，四分）　赤硝（十二分）　蜣螂（熬，六分）　桃仁（二分）

上二十三味为末，取锻灶下灰一斗，清酒一斛五斗，浸灰，候酒尽一半，着鳖甲于中，煮令泛烂如胶漆，绞取汁，纳诸药，煎为丸，如梧子大，空心服七丸，日三服。

（《千金方》用鳖甲十二片，又有海藻三分，大戟一分，䗪虫五分，无鼠妇、赤硝二味，以鳖甲煎和诸药为丸。）

五、阴阳毒

667. 阳毒之为病，面赤斑斑如锦纹，咽喉痛，唾脓血，五日可治，七日不可治，升麻鳖甲汤主之。（金匮·百合狐惑阴阳毒病篇）

668. 阴毒之为病，面目青，身痛如被杖，咽喉痛，五日可治，七日不可治，升麻鳖甲汤去雄黄蜀椒主之。（金匮·百合狐惑阴阳毒病篇）

升麻鳖甲汤

升麻（二两）　当归（一两）　蜀椒（炒去汗，一两）　甘草（二两）　鳖甲（炙，手指大一片）　雄黄（研，半两）

上六味，以水四升，煮取一升，顿服之，老小再服。取汗。

（《肘后》、《千金方》阳毒用升麻汤，无鳖甲有桂；阴毒用甘草汤，无雄黄。）

【厥热胜复】

病机治法

669. 凡厥者，阴阳气不相顺接，便为厥。厥者，于足逆冷者是也。（337）

670. 诸四逆厥者，不可下之，虚家亦然。（330）

671. 伤寒，一二日至四五日，厥者，必发热。前热者后必厥。厥深者热亦深，厥微者热亦微。厥应下之，而反发汗者，必口伤烂赤。（335）

厥热胜复

672. 伤寒，先厥后发热而利者，必自止，见厥复利。（331）

673. 伤寒病，厥五日，热亦五日。设六日，当复厥，不厥者自愈。厥终不过五日，以热五日，故知自愈。（336）

674. 伤寒，厥四日，热反三日，复厥五日，其病为进。寒多热少，阳气退，故为进也。（342）

厥阴除中

675. 伤寒，始发热六日，厥反九日而利。凡厥利者，当不能食，今反能食者，恐为除中（一云消中）。食以索饼，不发热者，知胃气尚在，必愈。恐暴热来出而复去也。后日脉之，其热续在者，期之旦日夜半愈。所以然者，本发热六日，厥反九日，复发热三日，并前六日，亦为九日，与厥相应，故期之旦日夜半愈。后三日脉之而脉数，其热不罢者，此为热气有余，必发痈脓也。（332）

676. 伤寒脉迟六七日，而反与黄芩汤彻其热。脉迟为寒，今与黄芩汤复除其热，腹中应冷，当不能食，今反能食，此名除中，必死。（333）

厥阴动血

677. 伤寒，先厥后发热，下利必自止。而反汗出，咽中痛者，其喉为痹。发热无汗，而利必自止；若不止，必便脓血。便脓血者，其喉不痹。（334）

678. 伤寒热少微厥，指（一作稍）头寒，嘿嘿不欲食，烦躁，数日小便利，色白者，此热除也。欲得食，其病为愈。若厥而呕，胸胁烦满者，其后必便血。（339）

679. 伤寒发热四日，厥反三日，复热四日，厥少热多者，其病当愈。四日至七日，热不除者，必便脓血。（341）

厥阴死症

680. 伤寒六七日，脉微，手足厥冷，烦躁，灸厥阴，厥不还者，死。（343）

681. 伤寒发热，下利至甚，厥不止者，死。（345）

682. 下利，手足厥冷，无脉者，灸之不温，若脉不还，反微喘者，死。少阴负趺阳者，为顺也。（362）（金匮·呕吐哕下利病篇同）

683. 下利后脉绝，手足厥冷，晬时脉还，手足温者生，脉不还者死。（368）（金匮·呕吐哕下利病篇同）

684. 伤寒下利，日十余行，脉反实者，死。（369）

685. 伤寒六七日，不利，便发热而利，其人汗出不止者，死。有阴无阳故也。（346）

686. 伤寒五六日，不结胸，腹濡，脉虚复厥者，不可下，此亡血，下之死。（347）

687. 发热而厥，七日下利者，为难治。（348）

卷十一　辨瘥后劳复病脉证并治

【太阳劳复】

桂枝汤证

688. 病人脏无他病，时发热，自汗出，而不愈者，此卫气不和也。先其时发汗则愈，宜桂枝汤。（54）

689. 病常自汗出者，此为荣气和。荣气和者，外不谐，以卫气不共荣气谐和故尔。以荣行脉中，卫行脉外，复发其汗，荣卫和则愈，宜桂枝汤。（53）

【少阳劳复】

690. 伤寒瘥以后，更发热，小柴胡汤主之。脉浮者，以汗解之，脉沉实（一作紧）者，以下解之。（394）

【阳明劳复】

竹叶石膏汤证

691. 伤寒解后，虚羸少气，气逆欲吐，竹叶石膏汤主之。（397）

竹叶石膏汤

竹叶（二把）　石膏（一斤）　半夏（洗，半升）　麦门冬（去心，一升）　人参（二两）　甘草（炙，二两）　粳米（半升）

上七味，以水一斗，煮取六升，去滓，纳粳米，煮米熟，汤成去米，温服一升，日三服。

麦门冬汤证

692. 大逆上气，咽喉不利，止逆下气者，麦门冬汤主之。（金匮·肺痿肺痈咳嗽上气病篇）

麦门冬汤

麦门冬（七升）　半夏（一升）　人参（二两）　甘草（二两）　粳米（三合）　大枣（十二枚）

上六味，以水一斗二升，煮取六升，温服一升，日三夜一服。

枳实栀子豉汤证

693. 吐利发汗，脉平小烦者，以新虚，不胜谷气故也。（391）

694. 阳明病，初欲食，小便反不利，大便自调，其人骨节疼，翕翕如有热状，奄然发狂，濈然汗出而解者，此水不胜谷气，与汗共并，脉紧则愈。（192）

695. 大病瘥后劳复者，枳实栀子豉汤主之。（393）

枳实栀子豉汤

枳实（炙，三枚）　栀子（擘，十四个）　豉（绵裹，一升）

上三味，以清浆水七升，空煮取四升，纳枳实、栀子，煮取二升，下豉，更煮五六沸，去滓，温分再服，覆令微似汗。若有宿食者，纳大黄如博棋子五六枚，服之愈。

696. 病人脉已解，而日暮微烦，以病新瘥，人强与谷，脾胃气尚弱，不能消谷，故令微烦，损谷则愈。（398）

【太阴劳复】

理中丸证

697. 大病瘥后，喜唾，久不了了，胸上有寒，当以丸药温之，宜理中丸。（396）

【少阴劳复】

薯蓣丸证

698. 虚劳诸不足，风气百疾，薯蓣丸方主之。（金匮·血痹虚劳病篇）

薯蓣丸

薯蓣（三十分）　当归　桂枝　曲　干地黄　豆黄卷（各十分）　甘草（二十八分）　人参（七分）　川芎　芍药　白术　麦门冬　杏仁（各六分）　柴胡　桔梗　茯苓（各五分）　阿胶（七分）　干姜（三分）　白蔹（二分）　防风（六分）　大枣（为膏，百枚）

上二十一味，末之，炼蜜和丸，如弹子大，空腹酒服一丸，一百丸为剂。

牡蛎泽泻散证

699. 大病瘥后，从腰以下有水气者，牡蛎泽泻散主之。（395）

牡蛎泽泻散

牡蛎（熬）　泽泻　蜀漆（暖水洗去腥）　葶苈子（熬）　商陆根（熬）　海藻（洗去咸）　栝蒌根（各等分）

上七味，异捣，下筛为散，更于臼中治之，白饮和服方寸匕，日三服。小便利，止后服。

附：阴阳易

700. 伤寒阴阳易之为病，其人身体重，少气，少腹里急，或引阴中拘挛，热上冲胸，头重不欲举，眼中生花（花一作眵），膝胫拘急者，烧裈散主之。（392）

烧裈散

妇人中裈，近隐处，取烧作灰。

上一味，水服方寸匕，日三服，小便即利，阴头微肿，此为愈矣。

妇人病，取男子裈烧服。

卷十二 辨脏腑经络杂病脉证并治

701. 问曰：上工治未病，何也？师曰：夫治未病者，见肝之病，知肝传脾，当先实脾。四季脾旺不受邪，即勿补之。中工不晓相传，见肝之病，不解实脾，惟治肝也。夫肝之病，补用酸，助用焦苦，益用甘味之药调之。酸入肝，焦苦入心，甘入脾。脾能伤肾，肾气微弱，则水不行，水不行，则心火气盛，则伤肺；肺被伤，则金气不行，金气不行，则肝气盛，则肝自愈。此治肝补脾之要妙也。肝虚则用此法，实则不在用之。经曰："虚虚实实，补不足，损有余"，是其义也。余脏准此。（金匮·脏腑经络先后病篇）

702. 师曰：五脏病各有所得者愈，五脏病各有所恶，各随其所不喜者为病。病者素不应食，而反暴思之，必发热也。（金匮·脏腑经络先后病篇）

703. 夫诸病在脏，欲攻之，当随其所得而攻之。如渴者，与猪苓汤，余皆仿此。（金匮·脏腑经络先后病篇）

704. 夫人秉五常，因风气而生长，风气虽能生万物，亦能害万物，如水能浮舟，亦能覆舟。若五脏元真通畅，人即安和，客气邪风，中人多死。千般疢难，不越三条：一者，经络受邪，入脏腑，为内所因也；二者，四肢九窍，血脉相传，壅塞不通，为外皮肤所中也；三者，房室、金刃、虫兽所伤，以此详之，病由都尽。

若人能养慎，不令邪风干忤经络，适中经络，未流传脏腑，即医治之；四肢才觉重滞，即导引、吐纳、针灸、膏摩，勿令九窍闭塞；更能无犯王法，禽兽灾伤；房室勿令竭之，服食节其冷热苦酸辛甘，不遗形体有衰，病则无由入其腠理。腠者，是三焦通会元真之处，为血气所注；理者，是皮肤脏腑之纹理也。（金匮·脏腑经络

先后病篇）

705. 问曰：病人有气色现于面部，愿闻其说？师曰：鼻头色青，腹中痛，苦冷者死（一云腹中冷，苦痛者死）。鼻头色微黑者，有水气；色黄者，胸上有寒；色白者，亡血也；设微赤，非时者死；其目正圆者，痉，不治。又色青为痛，色黑为劳，色赤为风，色黄者便难，色鲜明者，有留饮。（金匮·脏腑经络先后病篇）

706. 师曰：病人语声寂然，喜惊呼者，骨节间病；语声喑喑然不彻者，心膈间病；语声啾啾然细而长者，头中病（一作痛）。（金匮·脏腑经络先后病篇）

707. 师曰：息摇肩者，心中坚；息引胸中上气者，咳；息张口短气者，肺痿唾沫。（金匮·脏腑经络先后病篇）

708. 师曰：吸而微数，其病在中焦，实也，当下之即愈，虚者不治。在上焦者，其吸促；在下焦者，其吸远，此皆难治。呼吸动摇振振者，不治。（金匮·脏腑经络先后病篇）

709. 师曰：寸口脉动者，因其王时而动，假令肝王色青，四时各随其色。肝色青而反色白，非其时色脉，皆当病。（金匮·脏腑经络先后病篇）

710. 问曰：有未至而至，有至而不至，有至而不去，有至而太过，何谓也？师曰：冬至之后，甲子夜半少阳起，少阳之时阳始生，天得温和。以未得甲子，天因温和，此为未至而至也；以得甲子而天未温和，此为至而不至也；以得甲子而天大寒不解，此为至而不去也；以得甲子而天温如盛夏五六月时，此为至而太过也。（金匮·脏腑经络先后病篇）

711. 问曰：经云"厥阳独行"，何谓也？师曰：此为有阳无阴，故称厥阳。（金匮·脏腑经络先后病篇）

712. 问曰：寸脉沉大而滑，沉则为实，滑则为气，实气相搏，血气入脏即死，入腑即愈。此为卒厥，何谓也？师曰：唇口青，身

冷，为入脏即死；知身和，汗自出，为入腑，即愈。（金匮·脏腑经络先后病篇）

713. 问曰：脉脱，入脏即死，入腑即愈，何谓也？师曰：非为一病，百病皆然。譬如浸淫疮，从口起流向四肢者，可治；从四肢流来入口者，不可治。病在外者可治，入里者即死。（金匮·脏腑经络先后病篇）

714. 问曰：阳病十八，何谓也？师曰：头痛，项、腰、脊、臂、脚掣痛。阴病十八，何谓也？师曰：咳、上气、喘、哕、咽、肠鸣、胀满、心痛、拘急。

五脏病各有十八，合为九十病。人又有六微，微有十八病，合为一百八病。五劳、七伤、六极、妇人三十六病，不在其中。

清邪居上，浊邪居下，大邪中表，小邪中里，馨饪之邪，从口入者，宿食也。五邪中人，各有法度：风中于前，寒中于暮，湿伤于下，雾伤于上，风令脉浮，寒令脉急，雾伤皮腠，湿流关节，食伤脾胃。极寒伤经，极热伤络。（金匮·脏腑经络先后病篇）

715. 夫病痼疾，加以卒病，当先治其卒病，后乃治其痼疾也。（金匮·脏腑经络先后病篇）

注：以下为金匮各篇论杂病脉证

【风湿病脉证】

716. 太阳病，关节疼痛而烦，脉沉而细（一作缓）者，此名湿痹。（《玉函》云中湿。）湿痹之候，其人小便不利，大便反快，但当利其小便。（金匮·痉湿暍病篇）

717. 湿家之为病，一身尽疼（一云疼烦）。发热，身色如熏黄

也。（金匮·痉湿暍病篇）

718. 湿家，其人但头汗出，背强，欲得被覆向火。若下之早则哕，或胸满，小便不利（一云利。），舌上如胎者，以丹田有热，胸上有寒，渴欲得饮而不能饮，则口燥烦也。（金匮·痉湿暍病篇）

719. 湿家下之，额上汗出，微喘，小便利（一云不利）者，死；若下利不止者，亦死。（金匮·痉湿暍病篇）

720. 风湿相搏，一身尽疼痛，法当汗出而解，值天阴雨不止，医云此可发汗。汗之病不愈者，何也？盖发其汗，汗大出者，但风气去，湿气在，是故不愈也。若治风湿者，发其汗，但微微似欲出汗者，风湿俱去也。（金匮·痉湿暍病篇）

721. 湿家病身疼发热，面黄而喘，头痛鼻塞而烦，其脉大，自能饮食，腹中和无病，病在头中寒湿，故鼻塞，内药鼻中则愈。（《脉经》云：病人喘，而无"湿家病"以下至"而喘"十三字。）（金匮·痉湿暍病篇）

【疟病脉证】

722. 师曰：疟脉自弦，弦数者多热，弦迟者多寒。弦小紧者下之差，弦迟者可温之，弦紧者可发汗、针灸也。浮大者可吐之，弦数者风发也，以饮食消息止之。（金匮·疟病篇）

723. 师曰：阴气孤绝，阳气独发，则热而少气烦冤，手足热而欲呕，名曰瘅疟。若但热不寒者，邪气内藏于心，外舍分肉之间，令人消铄肌肉。（金匮·疟病篇）

【虚劳病脉证】

724. 夫男子平人，脉大为劳，极虚亦为劳。（金匮·血痹虚劳

病篇）

725. 男子平人，脉虚弱细微者，善盗汗也。（金匮·血痹虚劳病篇）

726. 男子脉浮弱而涩，为无子，精气清冷（一作泠）（金匮·血痹虚劳病篇）。

727. 男子脉虚沉弦，无寒热，短气里急，小便不利，面色白，时目瞑，兼衄，少腹满，此为劳使之然。（金匮·血痹虚劳病篇）

728. 寸口脉微而数，微则无气，无气则荣虚；荣虚则血不足，血不足则胸中冷。（金匮·呕吐哕下利病篇）

729. 劳之为病，其脉浮大，手足烦，春夏剧，秋冬瘥，阴寒精自出，酸削不能行。（金匮·血痹虚劳病篇）

730. 人年五六十，其病脉大者，痹夹背行，苦肠鸣，马刀侠瘿者，皆为劳得之。（金匮·血痹虚劳病篇）

731. 脉弦而大，弦则为减，大则为芤，减则为寒，芤则为虚，虚寒相搏，此名为革。妇人则半产漏下，男子则亡血失精。（金匮·血痹虚劳病篇）

732. 男子面色薄者，主渴及亡血，猝喘悸，脉浮者，里虚也。（金匮·血痹虚劳病篇）

733. 脉沉小迟，名脱气，其人疾行则喘喝，手足逆寒，腹满，甚则溏泄，食不消化也。（金匮·血痹虚劳病篇）

734. 平人无寒热，短气不足以息者，实也。（金匮·胸痹心痛短气病篇）

【饮病脉证】

735. 水在心，心下坚筑，短气，恶水不欲饮。（金匮·痰饮咳嗽病篇）

736. 水在肺，吐涎沫，欲饮水。（金匮·痰饮咳嗽病篇）

737. 水在脾，少气身重。（金匮·痰饮咳嗽病篇）

738. 水在肝，胁下支满，嚏而痛。（金匮·痰饮咳嗽病篇）

739. 水在肾，心下悸。（金匮·痰饮咳嗽病篇）

740. 留饮者，胁下痛引缺盆，咳嗽则辄已（一作转甚）。（金匮·痰饮咳嗽病篇）

741. 膈上病痰，满喘咳吐，发则寒热，背痛腰疼，目泣自出，其人振振身瞤剧，必有伏饮。（金匮·痰饮咳嗽病篇）

742. 夫心下有留饮，其人背寒冷如手大。（金匮·痰饮咳嗽病篇）

743. 肺饮不弦，但苦喘短气。（金匮·痰饮咳嗽病篇）

744. 支饮亦喘而不能卧，加短气，其脉平也。（金匮·痰饮咳嗽病篇）

745. 先呕却渴者，此为欲解。先渴却呕者，为水停心下，此属饮家。呕家本渴，今反不渴者，以心下有支饮故也，此属支饮。（金匮·呕吐哕下利病篇）

746. 胸中有留饮，其人短气而渴，四肢历节痛。脉沉者，有留饮。（金匮·痰饮咳嗽病篇）

747. 夫病人饮水多，必暴喘满。凡食少饮多，水停心下。甚者则悸，微者短气。脉双弦者，寒也，皆大下后善虚。脉偏弦者，饮也。（金匮·痰饮咳嗽病篇）

748. 脉浮而细滑，伤饮。（金匮·痰饮咳嗽病篇）

749. 脉弦数，有寒饮，冬夏难治。（金匮·痰饮咳嗽病篇）

750. 病痰饮者，当以温药和之。（金匮·痰饮咳嗽病篇）

【五脏风寒积聚脉证】

751. 肺中风者，口燥而喘，身运而重，冒而肿胀。（金匮·五

脏风寒积聚病篇）

752. 肺中寒，吐浊涕。（金匮·五脏风寒积聚病篇）

753. 肺死脏，浮之虚，按之弱如葱叶，下无根者，死。（金匮·五脏风寒积聚病篇）

754. 脾中风者，翕翕发热，形如醉人，腹中烦重，皮目眲眲而短气。（金匮·五脏风寒积聚病篇）

755. 脾死脏，浮之大坚，按之如覆杯，洁洁状如摇者，死。（臣亿等详五脏各有中风中寒，今脾中载中风，肾中风、中寒俱不载者，以古文简乱极多，去古既远，无文可以补缀也。）（金匮·五脏风寒积聚病篇）

756. 肝中风者，头目眲，两胁痛，行常伛，令人嗜甘。（金匮·五脏风寒积聚病篇）

757. 肝中寒者，两臂不举，舌本燥，喜太息，胸中痛，不得转侧，食则吐而汗出也。（《脉经》、《千金》　云："时盗汗，咳，食已吐其汁。"）（金匮·五脏风寒积聚病篇）

758. 肝死脏，浮之弱，按之如索不来，或曲如蛇行者，死。（金匮·五脏风寒积聚病篇）

759. 心中风者，翕翕发热，不能起，心中饥，食即呕吐。（金匮·五脏风寒积聚病篇）

760. 心中寒者，其人苦病心如啖蒜状，剧者心痛彻背，背痛彻心，譬如蛊注。其脉浮者，自吐乃愈。（金匮·五脏风寒积聚病篇）

761. 心伤者，其人劳倦，即头面赤而下重，心中痛而自烦，发热，当脐跳，其脉弦，此为心脏伤所致也。（金匮·五脏风寒积聚病篇）

762. 心死脏，浮之实如麻豆，按之益躁疾者，死。（金匮·五脏风寒积聚病篇）

763. 邪哭使魂魄不安者，血气少也；血气少者属于心，心气虚

者，其人则畏，合目欲眠，梦远行而精神离散，魂魄妄行。阴气衰者为癫，阳气衰者为狂。（金匮·五脏风寒积聚病篇）

764. 肾死脏，浮之坚，按之乱如转丸，益下入尺中者，死。（金匮·五脏风寒积聚病篇）

765. 夫六腑气绝于外者，手足寒，上气，脚缩；五脏气绝于内者，利不禁，下甚者，手足不仁。（金匮·呕吐哕下利病篇）

766. 问曰：三焦竭部，上焦竭善噫，何谓也？师曰：上焦受中焦气未和，不能消谷，故能噫耳。下焦竭，即遗溺失便，其气不和，不能自禁制，不须治，久则愈。（金匮·五脏风寒积聚病篇）

767. 师曰：热在上焦者，因咳为肺痿；热在中焦者，则为坚；热在下焦者，则尿血，亦令淋秘不通。大肠有寒者，多鹜溏；有热者，便肠垢。小肠有寒者，其人下重便血；有热者，必痔。（金匮·五脏风寒积聚病篇）

768. 问曰：病有积、有聚、有馨气，何谓也？师曰：积者，脏病也，终不移；聚者，腑病也，发作有时，辗转痛移，为可治；馨气者，胁下痛，按之则愈，复发为馨气。诸积大法，脉来细而附骨者，乃积也。寸口，积在胸中；微出寸口，积在喉中；关上，积在脐旁；上关上，积在心下；微下关，积在少腹；尺中，积在气冲。脉出左，积在左；脉出右，积在右；脉两出，积在中央。各以其部处之。（金匮·五脏风寒积聚病篇）

【水病脉证】

769. 师曰：病有风水、有皮水、有正水、有石水、有黄汗。风水，其脉自浮，外证骨节疼痛，恶风；皮水，其脉亦浮，外证胕肿，按之没指，不恶风，其腹如鼓，不渴，当发其汗；正水，其脉沉迟，外证自喘；石水，其脉自沉，外证腹满不喘；黄汗，其脉沉迟，身

发热，胸满，四肢头面肿，久不愈，必致痈脓。（金匮·水气病篇）

770. 寸口脉沉滑者，中有水气，面目肿大，有热，名曰风水。视人之目窠上微拥，如蚕新卧起状，其颈脉动，时时咳，按其手足上，陷而不起者，风水。（金匮·水气病篇）

771. 趺阳脉当伏，今反紧，本自有寒，疝，瘕，腹中痛，医反下之，下之即胸满短气。（金匮·水气病篇）

772. 趺阳脉当伏，今反数，本自有热，消谷，小便数，今反不利，此欲作水。（金匮·水气病篇）

773. 寸口脉浮而迟，浮脉则热，迟脉则潜，热潜相搏，名曰沉。趺阳脉浮而数，浮脉即热，数脉即止，热止相搏，名曰伏。沉伏相搏，名曰水。沉则络脉虚，伏则小便难，虚难相搏，水走皮肤，即为水矣。（金匮·水气病篇）

774. 寸口脉弦而紧，弦则卫气不行，即恶寒，水不沾流，走于肠间。少阴脉紧而沉，紧则为痛，沉则为水，小便即难。（金匮·水气病篇）

775. 脉得诸沉，当责有水，身体肿重。水病脉出者，死。（金匮·水气病篇）

776. 夫水病人，目下有卧蚕，面目鲜泽，脉伏，其人消渴。病水腹大，小便不利，其脉沉绝者，有水，可下之。（金匮·水气病篇）

777. 问曰：病下利后，渴饮水，小便不利，腹满阴肿者，何也？答曰：此法当病水，若小便自利及汗出者，自当愈。（金匮·水气病篇）

778. 心水者，其身重而少气，不得卧，烦而躁，其人阴肿。（金匮·水气病篇）

779. 肝水者，其腹大，不能自转侧，胁下腹痛，时时津液微生，小便续通。（金匮·水气病篇）

780. 肺水者，其身肿，小便难，时时鸭溏。（金匮·水气病篇）

781. 脾水者，其腹大，四肢苦重，津液不生，但苦少气，小便难。（金匮·水气病篇）

782. 肾水者，其腹大，脐肿腰痛，不得溺，阴下湿如牛鼻上汗，其足逆冷，面反瘦。（金匮·水气病篇）

783. 师曰：诸有水者，腰以下肿，当利小便，腰以上肿，当发汗乃愈。（金匮·水气病篇）

784. 师曰：寸口脉沉而迟，沉则为水，迟则为寒，寒水相搏，趺阳脉伏，水谷不化，脾气衰则鹜溏，胃气衰则身肿。少阳脉卑，少阴脉细，男子则小便不利，妇人则经水不通。经为血，血不利则为水，名曰血分。（金匮·水气病篇）

785. 问曰：病有血分、水分，何也？师曰：经水前断，后病水，名曰血分，此病难治；先病水，后经水断，名曰水分，此病易治。何以故？去水，其经自下。（金匮·水气病篇）

786. 问曰：病者苦水，面目身体四肢皆肿，小便不利，脉之，不言水，反言胸中痛，气上冲咽，状如炙肉，当微咳喘，审如师言，其脉何类？师曰：寸口脉沉而紧，沉为水，紧为寒，沉紧相搏，结在关元，始时当微，年盛不觉，阳衰之后，荣卫相干，阳损阴盛，结寒微动，肾气上冲，喉咽塞噎，胁下急痛。医以为留饮而大下之，气击不去，其病不除。后重吐之，胃家虚烦，咽燥欲饮水，小便不利，水谷不化，面目手足浮肿。又与葶苈丸下水，当时如小差，食饮过度，肿复如前，胸胁苦痛，象若奔豚，其水扬溢，则浮咳喘逆。当先攻击冲气，令止，乃治咳；咳止，其喘自差。先治新病，病当在后。（金匮·水气病篇）

【血病脉证】

787. 师曰：尺脉浮，目睛晕黄，衄未止。晕黄去，目睛慧了，

知衄今止。（金匮·惊悸吐衄下血胸满瘀血病篇）

788. 又曰：从春至夏衄者，太阳；从秋至冬衄者，阳明。（金匮·惊悸吐衄下血胸满瘀血病篇）

789. 病人面无色，无寒热。脉沉弦者，衄；浮弱，手按之绝者，下血；烦咳者，必吐血。（金匮·惊悸吐衄下血胸满瘀血病篇）

790. 夫吐血，咳逆上气，其脉数而有热，不得卧者，死。（金匮·惊悸吐衄下血胸满瘀血病篇）

791. 夫酒客咳者，必致吐血，此因极饮过度所致也。（金匮·惊悸吐衄下血胸满瘀血病篇）

【妇人病脉证】

792. 妇人之病，因虚、积冷、结气，为诸经水断绝，至有历年，血寒积结，胞门寒伤。经络凝坚。在上呕吐涎唾，久成肺痈，形体损分。在中盘结，绕脐寒疝；或两胁疼痛，与脏相连，或结热中，痛在关元，脉数无疮，肌若鱼鳞，时着男子，非止女身。在下未多，经候不匀，冷阴掣痛，少腹恶寒；或引腰脊，下根气街，气冲急痛，膝胫疼烦；奄忽眩冒，状如厥癫。或有忧惨，悲伤多嗔，此皆带下，非有鬼神。久则羸瘦，脉虚多寒，三十六病，千变万端。审脉阴阳，虚实紧弦，行其针药，治危得安；其虽同病，脉各异源，子当辨记，勿谓不然。（妇人杂病篇）

卷十三　杂疗方

793. 退五藏虚热，四时加减柴胡饮子方

冬三月加：柴胡（八分）　白术（八分）　大腹槟榔（四枚，并皮、子用）　陈皮（五分）　生姜（五分）　桔梗（七分）

春三月加：枳实，减白术，共六味

夏三月加：生姜（三分）　枳实（五分）　甘草（三分），共八味

秋三月加：陈皮（三分），共六味

上各吹咀，分为三帖，一帖以水三升，煮取二升，分温三服。如人行四五里，进一服。如四体壅，添甘草少许，每帖分作三小帖，每小帖以水一升，煮取七合，温服。再合滓为一服，重煮，都成四服。（疑非仲景方。）

794. 长服诃梨勒丸方（疑非仲景方。）　诃梨勒（煨）　陈皮　厚朴（各三两）　上三味，末之，炼蜜丸，如梧子大，酒饮服二十丸，加至三十丸。

795. 三物备急丸方（见《千金方》，司空裴秀为散用。亦可先和成汁，乃倾口中，令从齿间得入，至良验。）

大黄（一两）　干姜（一两）　巴豆（一两，去皮、心，熬，外研如脂）　上药各须精新，先捣大黄、干姜为末，研巴豆内中，合治一千杵，用为散，蜜和丸亦佳，密器中贮之，莫令歇。主心腹诸卒暴百病，若中恶客忤，心腹胀满，卒痛如锥刺，气急口噤，停尸卒死者，以暖水若酒，服大豆许三四丸，或不下，捧头起，灌令下咽，须臾当差，如未差，更与三丸，当腹中鸣，即吐下，便差。若口噤，亦须折齿灌之。

796. 治伤寒，令愈不复，紫石寒食散方（见《千金翼》。）

紫石英　白石英　赤石脂　钟乳（碓炼）　栝蒌根　防风　桔梗　文蛤　鬼臼（各十分）　太一余粮（十分，烧）　干姜　附子（炮，去皮）　桂枝（去皮，各四分）　上十三味，杵为散，酒服方寸匕。

797. 救卒死方

薤捣汁，灌鼻中。

又方

雄鸡冠割取血，管吹内鼻中。

猪脂如鸡子大，苦酒一升，煮沸，灌喉中。

鸡肝及血涂面上，以灰围四旁，立起。

大豆二七粒，以鸡子白并酒和，尽以吞之。

798. 救卒死而壮热者方

矾石（半斤），以水一斗半，煮消，以渍脚，令没踝。

799. 救卒死而目闭者方

骑牛临面，捣薤汁灌耳中，吹皂荚末鼻中，立效。

800. 救卒死而张口反折者方

灸手足两爪后十四壮了，饮以五毒诸膏散。（有巴豆者。）

801. 救卒死而四肢不收失便者方

马屎（一升），水三斗，煮取二斗以洗之。又取牛洞（稀粪也）一升，温酒灌口中，灸心下一寸，脐上三寸，脐下四寸，各一百壮，差。

802. 救小儿卒死而吐利不知是何病方　狗屎一丸，绞取汁以灌之。无湿者，水煮干者，取汁。

803. 治尸蹶方

尸蹶脉动而无气，气闭不通，故静而死也，治方。脉证见上卷。

菖蒲屑，内鼻两孔中，吹之，令人以桂屑着舌下。

又方：

剔取左角发方寸，烧末，酒和，灌令入喉，立起。

804. 救卒死、客忤死，还魂汤主之方。

（《千金》云：主卒忤鬼击飞尸，诸奄忽气绝无复觉，或已无脉，口噤拗不开，去齿下汤。汤下口不下者，分病人发左右，捉搤肩引之。药下，复增取一升，须臾立苏。）

麻黄（三两，去节，一方四两）　杏仁（去皮尖，七十个）甘草（一两，炙）（《千金》用桂心二两）

上三味，以水八升，煮取三升，去滓，分令咽之。通治诸感忤。

又方：

韭根（一把）　乌梅（二七个）　吴茱萸（半升，炒）　上三味，以水一斗，煮之。以病人栉内中，三沸，栉浮者生，沉者死。煮取三升，去滓，分饮之。

805. 救自缢死方

救自缢死，旦至暮，虽已冷，必可治；暮至旦，小难也。恐此当言阴气盛故也。然夏时夜短于昼，又热，犹应可治。又云：心下若微温者，一日以上，犹可治之。方：徐徐抱解，不得截绳，上下安被卧之。一人以脚踏其两肩，手少挽其发，常弦弦勿纵之，一人以手按据胸上，数动之。一人摩捋臂胫，屈伸之。若已僵，但渐渐强屈之，并按其腹。如此一炊顷，气从口出，呼吸眼开，而犹引按莫置，亦勿苦劳之。须臾，可少桂汤及粥清含与之，令濡喉，渐渐能咽，及稍止。若向令两人以管吹其两耳罙好。此法最善，无不活者。

806. 疗中暍方

凡中暍死，不可使得冷，得冷便死，疗之方。

屈草带，绕暍人脐，使三两人溺其中，令温。亦可用热泥和屈草，亦可扣瓦碗底，按及车缸，以着暍人，取令溺，须得流去。此谓道路穷卒无汤，当令溺其中，欲使多人溺，取令温。若有汤便可与之，不可泥及车缸，恐此物冷。暍既在夏月，得热泥土、暖车缸，亦可用也。

807. 救溺死方

取灶中灰二石余，以埋人，从头至足，水出七孔，即活。上疗自缢、溺、暍之法，并出自张仲景为之。其意殊绝，殆非常情所及，本草所能关，实救人之大术矣。伤寒家数有暍病，非此遇热之暍（见《外台》、《肘后》目。）

808. 治马坠及一切筋骨损方（见《肘后》方。）

大黄（一两，切，浸，汤成下）　绯帛（如手大，烧灰）　乱发（如鸡子大，烧灰用）　久用炊单布（一尺，烧灰）　败蒲（一握三寸）　桃仁（四十九个，去皮尖，熬）　甘草（如中指节，炙，剉）

上七味，以童子小便量多少，煎汤成，内酒一大盏，次下大黄，去滓，分温三服。先剉败蒲席半领，煎汤浴，衣被盖覆，斯须通利数行，痛楚立差。利及浴水赤，勿怪，即瘀血也。

卷十四　禽兽鱼虫禁忌并治

1. 凡饮食滋味，以养于生，食之有妨，反能为害。自非服药炼液，焉能不饮食乎。切见时人，不闲调摄，疾疢竞起；若不因食而生，苟全其生，须知切忌者矣。所食之味，有与病相宜，有与身为害，若得宜则益体，害则成疾，以此致危，例皆难疗。凡煮药饮汁，以解毒者，虽云救急，不可热饮，诸毒病得热更甚，宜冷饮之。

2. 肝病禁辛，心病禁咸，脾病禁酸，肺病禁苦，肾病禁甘。

3. 春不食肝，夏不食心，秋不食肺，冬不食肾，四季不食脾。辨曰：春不食肝者，为肝气王，脾气败，若食肝，则又补肝，脾气败尤甚，不可救。又肝王之时，不可以死气入肝，恐伤魂也。若非王时，即虚，以肝补之佳。余脏准此。

4. 凡肝脏自不可轻啖，自死者弥甚。

5. 凡心皆为神识所舍，勿食之，使人来生复其报对矣。

6. 凡肉及肝，落地不着尘土者，不可食之。

7. 猪肉落水浮者，不可食。

8. 诸肉及鱼，若狗不食，鸟不啄者，不可食。

9. 诸肉不干，火炙不动，见水自动者，不可食之。

10. 肉中有如米点者，不可食之。

11. 六畜肉，热血不断者，不可食之。

12. 父母及身本命肉，食之令人神魂不安。

13. 食肥肉及热羹，不得饮冷水。

14. 诸五脏及鱼，投地尘土不污者，不可食之。

15. 秽饭、馁肉、臭鱼，食之皆伤人。

16. 自死肉，口闭者，不可食之。

17. 六畜自死，皆疫死，则有毒，不可食之。

18. 兽自死，北首及伏地者，食之杀人。

19. 食生肉，饱饮乳，变成白虫。（一作血蛊。）

20. 疫死牛肉，食之令病洞下，亦致坚积，宜利药下之。

21. 脯藏米瓮中，有毒，及经夏食之，发肾病。

22. 治自死六畜肉中毒方

黄柏屑，捣服方寸匕。

23. 治食郁肉漏脯中毒方

郁肉，密器盖之隔宿者是也。漏脯，茅屋漏下沾着者是也。烧犬屎，酒服方寸匕，每服人乳汁亦良。饮生韭汁三升，亦得。

24. 治黍米中藏干脯食之中毒方

大豆浓煮汁，饮数升即解。亦治诸肉漏脯等毒。

25. 治食生肉中毒方

掘地深三尺，取其下土三升，以水五升，煮数沸，澄清汁，饮一升，即愈。

26. 治六畜鸟兽肝中毒方

水浸豆豉，绞取汁，服数升愈。

27. 马脚无夜眼者，不可食之。食酸马肉，不饮酒，则杀人。马肉不可热食，伤人心。马鞍下肉，食之杀人。白马黑头者，不可食之。白马青蹄者，不可食之。马肉狁肉共食，饱醉卧，大忌。驴马肉合猪肉食之，成霍乱。马肝及毛，不可妄食，中毒害人。

28. 治马肝毒中人未死方

雄鼠屎二七粒，末之，水和服，日再服。（屎尖者是。）

又方

人垢，取方寸匕，服之佳。

29. 治食马肉中毒欲死方

香豉（二两）　杏仁（三两）

上二味，蒸一食顷，熟，杵之服，日再服。

又方

煮芦根汁，饮之良。

30. 疫死牛，或目赤，或黄，食之大忌。牛肉共猪肉食之，必作寸白虫。青牛肠，不可合犬肉食之。牛肺从三月至五月，其中有虫如马尾，割去勿食，食之损人。牛、羊、猪肉，皆不得以楮木、桑木蒸炙，食之令人腹内生虫。

31. 啖蛇牛肉杀人，何以知之？啖蛇者，毛发向后顺者是也。

32. 治啖蛇牛肉食之欲死方

饮人乳汁一升，立愈。

又方

以泔洗头，饮一升，愈。　牛肚细切，以水一斗，煮取一升，暖饮之，大汗出者愈。

33. 治食牛肉中毒方

甘草煮汁饮之，即解。

34. 羊肉，其有宿热者，不可食之。羊肉不可共生鱼、酪食之，害人。羊蹄甲中有珠子白者，名羊悬筋，食之令人癫。白羊黑头，食其脑，作肠痈。羊肝共生椒食之，破人五脏。

35. 猪肉共羊肝和食之，令人心闷。猪肉以生胡荽同食，烂人脐。猪脂不可合梅子食之。猪肉合葵食之，少气。

36. 鹿肉不可合蒲白作羹，食之发恶疮。

37. 麋脂及梅李子，若妊娠食之，令子青盲，男子伤精。

38. 獐肉不可合虾及生菜、梅李果食之，皆病人。

39. 痼疾人，不可食熊肉，令终身不愈。

40. 白犬自死，不出舌者，食之害人。食狗鼠余，令人发瘘疮。

41. 治食犬肉不消成病方

治食犬肉不消，心下坚或腹胀，口干大渴，心急发热，妄语如

狂，或洞下方

杏仁（一升，合皮，熟，研用）以沸汤三升和，取汁分三服，利下肉片，大验。

42. 妇人妊娠，不可食兔肉、山羊肉及鳖、鸡、鸭，令子无声音。

43. 兔肉不可合白鸡肉食之，令人面发黄。兔肉着干姜食之，成霍乱。

44. 凡鸟自死，口不闭，翅不合者，不可食之。

45. 诸禽肉，肝青者，食之杀人。

46. 鸡有六翮四距者，不可食之。乌鸡白首者，不可食之。鸡不可共葫蒜食之，滞气。（一云鸡子。）山鸡不可合鸟兽肉食之。雉肉久食之，令人瘦。

47. 鸭卵不可合鳖肉食之。

48. 妇人妊娠食雀肉，令子淫乱无耻。雀肉不可合李子食之。

49. 燕肉勿食，入水为蛟龙所啖。

50. 治食鸟兽中箭肉毒方

鸟兽有中毒箭死者，其肉有毒。

解之方

大豆煮汁，及蓝汁，服之解。

51. 鱼头正白如连珠，至脊上，食之杀人。鱼头中无腮者，不可食之，杀人。鱼无肠胆者，不可食之，三年阴不起，女子绝生。鱼头似有角者，不可食之。鱼目合者，不可食之。六甲日，勿食鳞甲之物。鱼不可合鸡肉食之。鱼不得合鸬鹚肉食之。鲤鱼鲊不可合小豆藿食之，其子不可合猪肝食之，害人。鲤鱼不可合犬肉食之。鲫鱼不可合猴、雉肉食之。一云：不可合猪肝食。鳀鱼合鹿肉生食，令人筋甲缩。青鱼鲊不可合生葫荽及生葵，并麦中食之。鳝、鳝不可合白犬血食之。

52. 龟肉不可合酒、果子食之。鳖目凹陷者及厌下有王字形者，不可食之。其肉不得合鸡、鸭子食之。龟、鳖肉不可合苋菜食之。

53. 虾无须，及腹下通黑，煮之反白者，不可食之。

54. 食脍，饮乳酪，令人腹中生虫，为瘕。

55. 治食鲙不化成癥病方

鲙食之，在心胸间不化，吐复不出，速下除之，久成癥病。

治之方

橘皮（一两）　大黄（二两）　朴硝（二两）

上三味，以水一大升，煮至小升，顿服即消。

56. 食鲙多不消结为癥病治之方

马鞭草

上一味，捣汁饮之。或以姜叶汁，饮之一升，亦消。又可服吐药吐之。

57. 食鱼后中毒面肿烦乱治之方

橘皮

浓煎汁，服之即解。

58. 食鳀鯸鱼中毒方　芦根煮汁，服之即解。

69. 蟹目相向，足斑目赤者，不可食之。

食蟹中毒治之方

紫苏煮汁，饮之三升。紫苏子捣汁饮之，亦良。

又方

冬瓜汁，饮二升，食冬瓜亦可。

凡蟹未遇霜，多毒。其熟者，乃可食之。

60. 蜘蛛落食中，有毒，勿食之。

61. 凡蜂、蝇、虫、蚁等多集食上，食之致瘘。

卷十五 果实菜谷禁忌并治

1. 果子生食，生疮。果子落地经宿，虫蚁食之者，人大忌食之。

2. 生米停留多日，有损外，食之伤人。

3. 桃子多食，令人热，仍不得入水浴，令人病淋沥寒热病。杏、酪不熟，伤人。梅多食，坏人齿。李不可多食，令人胪胀。林檎不可多食，令人百脉弱。橘柚多食，令人口爽，不知五味。梨不可多食，令人寒中。金疮产妇，亦不宜食。樱桃、杏多食，伤筋骨。安石榴不可多食，损人肺。胡桃不可多食，令人动痰饮。生枣多食，令人热渴气胀。寒热羸瘦者，弥不可食，伤人。

4. 食诸果中毒治之方

猪骨烧过

上一味，末之，水服方寸匕。亦治马肝、漏脯等毒。

5. 木耳赤色及仰生者，勿食。菌仰卷及赤色者，不可食。

6. 食诸菌中毒闷乱欲死治之方

人粪汁，饮一升。土浆，饮一二升。大豆浓煮汁，饮之。服诸吐利药，并解。

7. 食枫柱菌而哭不止，治之以前方。

8. 误食野芋，烦毒欲死，治之以前方。（其野芋根，山东人名魁芋，人种芋，三年不收，亦成野芋，并杀人。）

9. 蜀椒闭口者，有毒。误食之，戟人咽喉，气病欲绝，或吐下白沫，身体痹冷，急治之方

肉桂煎汁饮之，多饮冷水一二升，或食蒜，或饮地浆，或浓煮豉汁饮之，并解。

10. 正月勿食生葱，令人面生游风。二月勿食蓼，伤人肾。三月勿食小蒜，伤人志性。四月、八月勿食胡荽，伤人神。五月勿食韭，令人乏气力。五月五日，勿食一切生菜，发百病。六月、七月勿食茱萸，伤神气。八月、九月勿食姜，伤人神。十月勿食椒，损人心，伤心脉。十一月、十二月勿食薤，令人多涕唾。四季勿食生葵，令人饮食不化，发百病。非但食中，药中皆不可用，深宜慎之。

11. 时病差未健，食生菜，手足必肿。夜食生菜，不利人。十月勿食被霜生菜，令人面无光，目涩，心痛，腰疼，或发心疟。疟发时，手足十指爪皆青，困委。

12. 葱、韭初生芽者，食之伤人心气。饮白酒，食生韭，令人病增。生葱不可共蜜食之，杀人。独颗蒜弥忌。枣合生葱食之，令人病。生葱和雄鸡、雉、白犬肉食之，令人七窍经年流血。食糖、蜜后四日内，食生葱、韭，令人心痛。夜食诸姜、蒜、葱等，伤人心。

13. 芜菁根多食，令人气胀。

14. 薤不可共牛肉作羹食之，成瘕病。韭亦然。

15. 莼多食，动痔疾。

16. 野苣不可同蜜食之，作内痔。白苣不可共酪同食，作䘌虫。

17. 黄瓜食之，发热病。

18. 葵心不可食，伤人，叶尤冷，黄背赤茎者，勿食之。

19. 胡荽久食之，令人多忘。病人不可食胡荽及黄花菜。

20. 芋不可多食，动病。

21. 妊妇食姜，令子余指。

22. 蓼多食，发心痛。蓼和生鱼食之，令人夺气，阴核疼痛。

23. 芥菜不可共兔肉食之，成恶邪病。

24. 小蒜多食，伤人心力。

25. 食躁式躁方

豉　浓煮汁饮之。

26. 误食钩吻杀人解之方

钩吻与芹菜相似，误食之，杀人。解之方（《肘后》云：与茱萸、食芹相似。）

莽荁（八两）

上一味，水六升，煮取二升，分温二服。（钩吻生地傍无它草，其茎有毛，以此别之。）

27. 治误食水莨菪中毒方

菜中有水莨菪，叶圆而光，有毒，误食之，令人狂乱，状如中风，或吐血。治之方

甘草　煮汁，服之即解。

28. 治食芹菜中龙精毒方　春秋二时，龙带精入芹菜中，人偶食之为病。发时手青腹满，痛不可忍，名蛟龙病。治之方

硬糖（二三升）

上一味，日两度服之，吐出如蜥蜴三五枚，瘥。

29. 食苦瓠中毒治之方

黍穰煮汁，数服之，解。

30. 扁豆，寒热者，不可食之。久食小豆，令人枯燥。食大豆屑，忌啖猪肉。

31. 大麦久食，令人作疥。

32. 白黍米不可同饴、蜜食，亦不可合葵食之。

33. 荞麦面多食之，令人发落。

34. 盐多食，伤人肺。

35. 食冷物，冰人齿。食热物，勿饮冷水。

36. 饮酒食生苍耳，令人心痛。夏月大醉汗流，不得冷水洗着身，及使扇，即成病。饮酒，大忌灸腹背，令人肠结。醉后勿饱食，发寒热。饮酒食猪肉，卧秫稻穰中，则发黄。食饴，多饮酒，大忌。

凡水及酒，照见人影动者，不可饮之。

37. 醋合酪食之，令人血瘕。

38. 食白米粥，勿食生苍耳，成走疰。食甜粥已，食盐即吐。

39. 犀角筋搅饮食，沫出及浇地坟起者，食之杀人。

40. 饮食中毒烦满治之方

苦参（三两）　苦酒（一升半）

上二味，煮三沸，三上三下，服之，吐食出，即差。　或以水煮亦得。

又方

犀角汤亦佳。

41. 贪食，食多不消，心腹坚满痛，治之方

盐（一升）　水（三升）

上二味，煮令盐消，分三服，当吐出食，便差。

42. 矾石，生入腹，破人心肝。亦禁水。

43. 商陆，以水服，杀人。葶苈子傅头疮，药成入脑，杀人。水银入人耳及六畜等，皆死。以金银着耳边，水银则吐。苦楝无子者，杀人。

44. 凡诸毒，多是假毒以投，不知时，宜煮甘草荠苨汁饮之，通除诸毒药。

附录一 条文索引

重订伤寒杂病论	宋本伤寒论	金匮要略
1	7	
2	11	
3	1	
4	2	
5	3	
6	6	
7	4	
8	5	
9	8	
10	9	
11	10	
12	58	
13	59	
14	13	
15	12	
16	42	
17	95	
18	57	
19	24	
20		妇人产后病篇
21	43	
22	18	

续表

重订伤寒杂病论	宋本伤寒论	金匮要略
23	15	
24	117	奔豚气病篇同
25		肺痿肺痈咳嗽上气病篇
26	16	
27	17	
28	35	
29	47	
30	46	
31	55	
32	51	
33	52	
34	49	
35	46	
36	50	
37	83	
38	84	消渴小便不利淋病篇同
39		消渴小便不利淋病篇
40		痉湿暍病篇
41	85	痉湿暍病篇同
42		疮痈肠痈浸淫病篇
43		疮痈肠痈浸淫病篇
44	86	惊悸吐衄下血胸满瘀血病篇同
45	87	

续表

重订伤寒杂病论	宋本伤寒论	金匮要略
46	88	
47	23	
48	25	
49	27	
50	65	奔豚气病篇同
51	67	
52		痰饮咳嗽病篇
53		痰饮咳嗽病篇
54	28	
55	71	消渴小便不利淋病篇同
56	74	消渴小便不利淋病篇同
57	76	
58	72	
59	244	
60	75	
61		痰饮咳嗽病篇
62	127	
63		黄疸病篇
64		痰饮咳嗽病篇
65		呕吐哕下利病篇
66		妇人妊娠病篇
67		妇人杂病篇
68	106	

重订伤寒杂病论	宋本伤寒论	金匮要略
69	44	
70	45	
71	124	
72	125	
73	126	
74	56	
75	234	
76	90	
77	91	脏腑经络先后病篇同
78	372	呕吐哕下利病篇同
79	364	呕吐哕下利病篇同
80	92	
81	36	
82	235	
83		脏腑经络先后病篇
84	146	
85	142	
86		腹满寒疝宿食病篇
87	48	
88	38	
89	39	
90		痰饮咳嗽病篇
91	63	

续表

重订伤寒杂病论	宋本伤寒论	金匮要略
92		呕吐哕下利病篇
93		消渴小便不利淋病篇
94		腹满寒疝宿食病篇
95	40	
96		痰饮咳嗽病篇
97		痰饮咳嗽病篇
98	41	
99		妇人杂病篇
100		肺痿肺痈咳嗽上气病篇
101		痰饮咳嗽病篇
102		痰饮咳嗽病篇
103		痰饮咳嗽病篇
104		痰饮咳嗽病篇
105		痰饮咳嗽病篇
106	62	
107	100	
108	102	
109	100 条方后注	血痹虚劳病篇
110	163	
111	66	
112	21	
113	22	
114	349	

续表

重订伤寒杂病论	宋本伤寒论	金匮要略
115	31	
116	32	
117	33	
118	34	
119	177	
120	178	
121		中风历节病篇
122	284	
123	357	
124	16	
125	20	
126	29	
127	30	
128	68	
129		奔豚气病篇
130		奔豚气病篇
131	119	
132		惊悸吐衄下血胸满瘀血病篇
133	64	
134	118	
135	112	
136		疟病篇
137		疟病篇

续表

重订伤寒杂病论	宋本伤寒论	金匮要略
138	120	
139	121	
140	122	
141	93	
142	60	
143	113	
144	114	
145	116	
146	115	
147		痉湿暍病篇
148	110	
149	111	
150	128	
151	129	
152	130	
153	167	
154	131	
155	150	
156	139	
157	140	
158	132	
159	133	
160	131	

重订伤寒杂病论	宋本伤寒论	金匮要略
161	134	
162	135	
163	136	
164	137	
165	152	
166		痰饮咳嗽病篇
167		痰饮咳嗽病篇
168		痰饮咳嗽病篇
169		痰饮咳嗽病篇
170		痰饮咳嗽病篇
171	138	
172	148	
173	143	妇人杂病篇同
174	144	妇人杂病篇同
175	145	妇人杂病篇同
176	151	
177	153	
178	160	
179	156	
180	149	
181		呕吐哕下利病篇
182	157	
183	158	

续表

重订伤寒杂病论	宋本伤寒论	金匮要略
184		百合狐惑阴阳毒病篇
185	173	
186		呕吐哕下利病篇
187	359	
188	154	
189	164	
190		惊悸吐血下血胸满瘀血病篇
191	155	
192	161	
193	159	
194	166	
195		痉湿暍病篇
196	262	
197		黄疸病篇
198	174	痉湿暍病篇同
199	175	痉湿暍病篇同
200		中风历节病篇
201		中风历节病篇
202		中风历节病篇
203		中风历节病篇
204		中风历节病篇
205		中风历节病篇
206		中风历节病篇

续表

重订伤寒杂病论	宋本伤寒论	金匮要略
207		中风历节病篇
208		痉湿暍病篇
209		水气病篇
210		水气病篇
211		痉湿暍病篇
212		痉湿暍病篇
213		水气病篇
214		水气病篇
215		水气病篇
216		水气病篇
217		水气病篇
218		痉湿暍病篇
219		痉湿暍病篇
220		痉湿暍病篇
221		痉湿暍病篇
222		痉湿暍病篇
223		痉湿暍病篇
224		痉湿暍病篇
225		痉湿暍病篇
226		趺蹶手指臂肿转筋阴狐疝蛔虫病篇
227		痉湿暍病篇
228	14	
229		痉湿暍病篇

重订伤寒杂病论	宋本伤寒论	金匮要略
230		中风历节病篇
231		中风历节病篇
232		中风历节病篇
233		中风历节病篇
234		中风历节病篇
235		中风历节病篇
236		中风历节病篇
237		水气病篇
238		水气病篇
239		水气病篇
240		肺痿肺痈咳嗽上气病篇
241		肺痿肺痈咳嗽上气病篇
242		肺痿肺痈咳嗽上气病篇
243		肺痿肺痈咳嗽上气病篇
244		肺痿肺痈咳嗽上气病篇
245		肺痿肺痈咳嗽上气病篇
246		呕吐哕下利病篇
247		肺痿肺痈咳嗽上气病篇
248		肺痿肺痈咳嗽上气病篇
249	19	
250		呕吐哕下利病篇
251		肺痿肺痈咳嗽上气病篇
252		疮痈肠痈浸淫病篇

续表

重订伤寒杂病论	宋本伤寒论	金匮要略
253		疮痈肠痈浸淫病篇
254		肺痿肺痈咳嗽上气病篇
255		肺痿肺痈咳嗽上气病篇
256		肺痿肺痈咳嗽上气病篇
257	263	
258	264	
259	265	
260		腹满寒疝宿食病篇
261	270	
262	271	
263	272	
264	318	
265	171	
266	172	
267		呕吐哕下利病篇
268		呕吐哕下利病篇
269		妇人产后病篇
270		奔豚气病篇
271		妇人妊娠病篇
272		五脏风寒积聚病篇
273		妇人杂病病篇、惊悸吐衄下血胸满瘀血病篇同
274	266	

重订伤寒杂病论	宋本伤寒论	金匮要略
275	379	
276	37	
277	96	
278	97	
279	97	
280	101	
281	99	
282	98	
283		黄疸病篇
284	229	
285	230	
286		妇人产后病篇
287	108	
288	109	
289	267	
290		疟病篇
291	103	
292		腹满寒疝宿食病篇
293	165	
294	104	
295	107	
296		脏腑经络先后病篇
297	147	

续表

重订伤寒杂病论	宋本伤寒论	金匮要略
298		疟病篇
299		中风历节病篇
300	268	
301	180	
302	186	
303	188	
304	181	
305	203	
306	245	
307	246	
308	185	
309	187	
310	183	
311	184	
312	193	
313	194	
314	204	
315	205	
316	206	
317	182	
318	76	
319	77	
320	78	

续表

重订伤寒杂病论	宋本伤寒论	金匮要略
321	221	
322	228	
323	375	呕吐哕下利病篇同
324	79	
325	80	
326	81	
327	219	
328	176	
329	350	
330	168	
331	169	
332	170	
333	222	消渴小便不利淋病篇同
334		痉湿暍病篇
335	26	
336		疟病篇
337		妇人产后病篇
338		妇人产后病篇
339	201	
340	179	
341	208	
342	253	
343	240	

续表

重订伤寒杂病论	宋本伤寒论	金匮要略
344	209	
345	214	
346		呕吐哕下利病篇
347	210	
348	218	
349	242	
350	212	
351	211	
352	215	
353	217	
354	220	
355		妇人产后病篇
356	252	
357		痓湿暍病篇
358		妇人产后病篇
359		妇人产后病篇
360	254	
361	255	腹满寒疝宿食病篇同
362	241	
363	239	
364		腹满寒疝宿食病篇
365		腹满寒疝宿食病篇
366		腹满寒疝宿食病篇

续表

重订伤寒杂病论	宋本伤寒论	金匮要略
367	320	
368	321	
369	322	
370	250	
371	213	
372		呕吐哕下利病篇
373		腹满寒疝宿食病篇
374		痰饮咳嗽病
375	248	
376	249	
377	207	
378	70	
379	94	
380	123	
381		呕吐哕下利病篇
382	247	五脏风寒积聚病篇同
383		消渴小便利淋病篇
384	233	
385		疮痈肠痈浸淫病篇
386		腹满寒疝宿食病篇
387	256	
388		呕吐哕下利病篇
389		呕吐哕下利病篇

重订伤寒杂病论	宋本伤寒论	金匮要略
390		呕吐哕下利病篇
391		呕吐哕下利病篇
392	374	呕吐哕下利病篇同
393	105	
394		腹满寒疝宿食病篇
395		腹满寒疝宿食病篇
396		腹满寒疝宿食病篇
397	355	
398		腹满寒疝宿食病篇
399		腹满寒疝宿食病篇
400		腹满寒疝宿食病篇
401		黄疸病篇
402		跌蹶手指臂肿转筋阴狐疝蛔虫病篇
403	237	
404	257	
405	216	
406		妇人杂病篇
407		妇人杂病篇
408		妇人产后病篇
409		妇人产后病篇
410		妇人妊娠病篇
411		妇人杂病篇
412		妇人杂病篇

续表

重订伤寒杂病论	宋本伤寒论	金匮要略
413	356	
414	73	
415		呕吐哕下利病篇
416		痰饮咳嗽病篇
417		痰饮咳嗽病篇
418		痰饮咳嗽病篇
419		痰饮咳嗽病篇
420	190	
421	189	
422	231	
423	232	
424	191	
425	251	
426	238	
427	226	
428	380	
429	381	
430	89	
431		呕吐哕下利病篇
432		呕吐哕下利病篇
433		呕吐哕下利病篇
434		呕吐哕下利病篇
435		妇人妊娠病篇

重订伤寒杂病论	宋本伤寒论	金匮要略
436		痰饮咳嗽病篇
437		呕吐哕下利病篇
438		痰饮咳嗽病篇
439		痰饮咳嗽病篇
440		呕吐哕下利病篇
441		妇人杂病篇
442		惊悸吐衄下血胸满瘀血病篇
443		呕吐哕下利病篇
444		胸痹心痛短气病篇
445		呕吐哕下利病篇
446	196	
447		腹满寒疝宿食病篇
448	141	
449		肺痿肺痈咳嗽上气病篇
450		黄疸病篇
451		黄疸病篇
452		黄疸病篇
453		黄疸病篇
454		黄疸病篇
455		黄疸病篇
456	199	
457	200	
458	236	

续表

重订伤寒杂病论	宋本伤寒论	金匮要略
459	260	
460		黄疸病篇
461	195	黄疸病篇同
462		黄疸病篇
463		黄疸病篇
464		黄疸病篇
465		黄疸病篇
466	261	
467		黄疸病篇
468		黄疸病篇
469		黄疸病篇
470	259	
471		黄疸病篇
472	197	
473	198	
474	202	
475	227	
476	273	
477	278	
478	277	
479		黄疸病篇
480	274	
481	275	

续表

重订伤寒杂病论	宋本伤寒论	金匮要略
482	276	
483	387	
484	279	
485	280	
486		妇人妊娠篇
487		血痹虚劳病篇
488		黄疸病篇
489		妇人杂病篇
490		妇人产后病篇
491		血痹虚劳病篇
492	386	
493	278	
494		腹满寒疝宿食病篇
495		腹满寒疝宿食病篇
496		痰饮咳嗽病篇
497		水气病篇
498		腹满寒疝宿食病篇
499		肺痿肺痈咳嗽上气病篇
500		肺痿肺痈咳嗽上气病篇
501		腹满寒疝宿食病篇
502		肺痿肺痈咳嗽上气病篇
503		血痹虚劳病篇
504		血痹虚劳病篇

重订伤寒杂病论	宋本伤寒论	金匮要略
505		血痹虚劳病篇
506		五脏风寒积聚病篇
507	281	
508	282	
509	285	
510	286	
511	290	
512	291	
513	287	
514	288	
515	289	
516	292	
517	295	
518	297	
519	366	呕吐哕下利病篇
520	299	
521		腹满寒疝宿食病篇
522	296	
523	298	
524	300	
525	344	
526	293	
527	294	

重订伤寒杂病论	宋本伤寒论	金匮要略
528		惊悸吐衄下血胸满瘀血病篇
529		妇人妊娠病篇
530		妇人杂病篇
531		惊悸吐衄下血胸满瘀血病篇
532	306	呕吐哕下利病篇同
533	307	
534	308	
535	283	
536	310	
537	311	
538		肺痿肺痈咳嗽上气病篇
539	312	
540	313	
541	302	
542		水气病篇
543	301	
544		水气病篇
545	303	
546		疮痈肠痈浸淫病篇
547		疮痈肠痈浸淫病篇
548	376	
549		血痹虚劳病篇
550		百合狐惑阴阳毒病篇

续表

重订伤寒杂病论	宋本伤寒论	金匮要略
551		百合狐惑阴阳毒病篇
552		百合狐惑阴阳毒病篇
553		百合狐惑阴阳毒病篇
554		百合狐惑阴阳毒病篇
555		百合狐惑阴阳毒病篇
556		百合狐惑阴阳毒病篇
557		百合狐惑阴阳毒病篇
558		百合狐惑阴阳毒病篇
559		妇人杂病篇
560		黄疸病篇
561		妇人杂病篇
562		妇人妊娠病篇
563		百合狐惑阴阳毒病篇
564		百合狐惑阴阳毒病篇
565		妇人杂病篇
566		百合狐惑阴阳毒病篇
567	319	
568	223	消渴小便不利淋病篇同
569	224	
570		妇人妊娠病篇
571		消渴小便不利淋病篇
572		胸痹心痛短气病篇
573		胸痹心痛短气病篇

重订伤寒杂病论	宋本伤寒论	金匮要略
574		胸痹心痛短气病篇
575		胸痹心痛短气病篇
576		胸痹心痛短气病篇
577	323	
578	225	
579	353	
580	354	
581	388	
582	389	
583	377	呕吐哕下利病篇同
584	324	
585	325	
586	382	
587	383	
588	384	
589	385	
590	61	
591		中风历节病篇
592		血痹虚劳病篇
593		中风历节病篇
594		腹满寒疝宿食病篇
595		腹满寒疝宿食病篇
596		腹满寒疝宿食病篇

续表

重订伤寒杂病论	宋本伤寒论	金匮要略
597		腹满寒疝宿食病篇
598		腹满寒疝宿食病篇
599		腹满寒疝宿食病篇
600		胸痹心痛短气病篇
601		疮痈肠痈浸淫病篇
602	97	
603	304	
604	305	
605		妇人妊娠病篇
606	316	
607	82	
608		呕吐哕下利病篇
609		消渴小便不利淋病篇
610		血痹虚劳病篇
611		妇人杂病篇
612		中风历节病篇
613		消渴小便不利淋病篇
614		消渴小便不利淋病篇
615		妇人产后病篇
616		腹满寒疝宿食病篇
617		血痹虚劳病篇
618		肺痿肺痈咳嗽上气病篇
619		妇人杂病篇

续表

重订伤寒杂病论	宋本伤寒论	金匮要略
620		妇人杂病篇
621		妇人杂病篇
622		中风历节病篇
623	326	
624	327	
625	328	
626	329	
627	351	
628	352	
629	340	
630	338	跌蹶手指臂肿转筋阴狐疝蛔虫病篇同
631		跌蹶手指臂肿转筋阴狐疝蛔虫病篇
632		跌蹶手指臂肿转筋阴狐疝蛔虫病篇
633		呕吐哕下利病篇
634		妇人杂病篇
635		惊悸吐衄下血胸满瘀血病篇
636		惊悸吐衄下血胸满瘀血病篇
637	378	呕吐哕下利病篇同
638	243	
639	309	
640		呕吐哕下利病篇
641	370	呕吐哕下利病篇同
642	317	

续表

重订伤寒杂病论	宋本伤寒论	金匮要略
643	366	
644	390	
645	314	
646	315	
647		妇人妊娠病篇
648		妇人妊娠病篇
649		胸痹心痛短气病篇
650		胸痹心痛短气病篇
651		跌蹶手指臂肿转筋阴狐疝蛔虫病篇
652		疮痈肠痈浸淫病篇
653	371	呕吐哕下利病篇同
654	373	
655		妇人产后病篇
656	363	呕吐哕下利病篇同
657	367	呕吐哕下利病篇同
658	258	
659	365	呕吐哕下利病篇同
660	358	
661	360	呕吐哕下利病篇同
662	361	呕吐哕下利病篇同
663		血痹虚劳病篇
664		跌蹶手指臂肿转筋阴狐疝蛔虫病篇
665		血痹虚劳病篇

重订伤寒杂病论	宋本伤寒论	金匮要略
666		疟病篇
667		百合狐惑阴阳毒病篇
668		百合狐惑阴阳毒病篇
669	337	
670	330	
671	335	
672	331	
673	336	
674	342	
675	332	
676	333	
677	334	
678	339	
679	341	
680	343	
681	345	
682	362	呕吐哕下利病篇同
683	368	呕吐哕下利病篇同
684	369	
685	346	
686	347	
687	348	
688	54	

续表

重订伤寒杂病论	宋本伤寒论	金匮要略
689	53	
690	394	
691	397	
692		肺痿肺痈咳嗽上气病篇
693	391	
694	192	
695	393	
696	398	
697	396	
698		血痹虚劳病篇
699	395	
700	392	
701		脏腑经络先后病篇
702		脏腑经络先后病篇
703		脏腑经络先后病篇
704		脏腑经络先后病篇
705		脏腑经络先后病篇
706		脏腑经络先后病篇
707		脏腑经络先后病篇
708		脏腑经络先后病篇
709		脏腑经络先后病篇
710		脏腑经络先后病篇
711		脏腑经络先后病篇

重订伤寒杂病论	宋本伤寒论	金匮要略
712		脏腑经络先后病篇
713		脏腑经络先后病篇
714		脏腑经络先后病篇
715		脏腑经络先后病篇
716		痉湿暍病篇
717		痉湿暍病篇
718		痉湿暍病篇
719		痉湿暍病篇
720		痉湿暍病篇
721		痉湿暍病篇
722		疟病篇
723		疟病篇
724		血痹虚劳病篇
725		血痹虚劳病篇
726		血痹虚劳病篇
727		血痹虚劳病篇
728		呕吐哕下利病篇
729		血痹虚劳病篇
730		血痹虚劳病篇
731		血痹虚劳病篇
732		血痹虚劳病篇
733		血痹虚劳病篇
734		胸痹心痛短气病篇

重订伤寒杂病论	宋本伤寒论	金匮要略
735		痰饮咳嗽病篇
736		痰饮咳嗽病篇
737		痰饮咳嗽病篇
738		痰饮咳嗽病篇
739		痰饮咳嗽病篇
740		痰饮咳嗽病篇
741		痰饮咳嗽病篇
742		痰饮咳嗽病篇
743		痰饮咳嗽病篇
744		痰饮咳嗽病篇
745		呕吐哕下利病篇
746		痰饮咳嗽病篇
747		痰饮咳嗽病篇
748		痰饮咳嗽病篇
749		痰饮咳嗽病篇
750		痰饮咳嗽病篇
751		五脏风寒积聚病篇
752		五脏风寒积聚病篇
753		五脏风寒积聚病篇
754		五脏风寒积聚病篇
755		五脏风寒积聚病篇
756		五脏风寒积聚病篇
757		五脏风寒积聚病篇

续表

重订伤寒杂病论	宋本伤寒论	金匮要略
758		五脏风寒积聚病篇
759		五脏风寒积聚病篇
760		五脏风寒积聚病篇
761		五脏风寒积聚病篇
762		五脏风寒积聚病篇
763		五脏风寒积聚病篇
764		五脏风寒积聚病篇
765		呕吐哕下利病篇
766		五脏风寒积聚病篇
767		五脏风寒积聚病篇
768		五脏风寒积聚病篇
769		水气病篇
770		水气病篇
771		水气病篇
772		水气病篇
773		水气病篇
774		水气病篇
775		水气病篇
776		水气病篇
777		水气病篇
778		水气病篇
779		水气病篇
780		水气病篇

续表

重订伤寒杂病论	宋本伤寒论	金匮要略
781		水气病篇
782		水气病篇
783		水气病篇
784		水气病篇
785		水气病篇
786		水气病篇
787		惊悸吐衄下血胸满瘀血病篇
788		惊悸吐衄下血胸满瘀血病篇
789		惊悸吐衄下血胸满瘀血病篇
790		惊悸吐衄下血胸满瘀血病篇
791		惊悸吐衄下血胸满瘀血病篇
792		妇人杂病篇
793		杂疗方篇
794		杂疗方篇
795		杂疗方篇
796		杂疗方篇
797		杂疗方篇
798		杂疗方篇
799		杂疗方篇
800		杂疗方篇
801		杂疗方篇
802		杂疗方篇
803		杂疗方篇

续表

重订伤寒杂病论	宋本伤寒论	金匮要略
804		杂疗方篇
805		杂疗方篇
806		杂疗方篇
807		杂疗方篇
808		杂疗方篇

附录二　方剂索引

六画

十二画

十三画

十四画

十六画

十八画

十九画